KAMPENWAND
VERLAG

ISBN: 978-3-98660-010-5

Raiffeisenstr. 4 · D-83377 Vachendorf
www.kampenwand-verlag.de

Versand & Vertrieb durch Nova MD GmbH
www.novamd.de · bestellung@novamd.de · +49 (0) 861 166 17 27

Text: Eva-Maria Prokop
Bild: Shutterstock / VectorMine
Druck: CUSTOM PRINTING
Wał Miedzeszynski 217, 04-987 Warszawa, Polen

Eva-Maria Prokop

BURN-OUT

FÜR FORTGESCHRITTENE

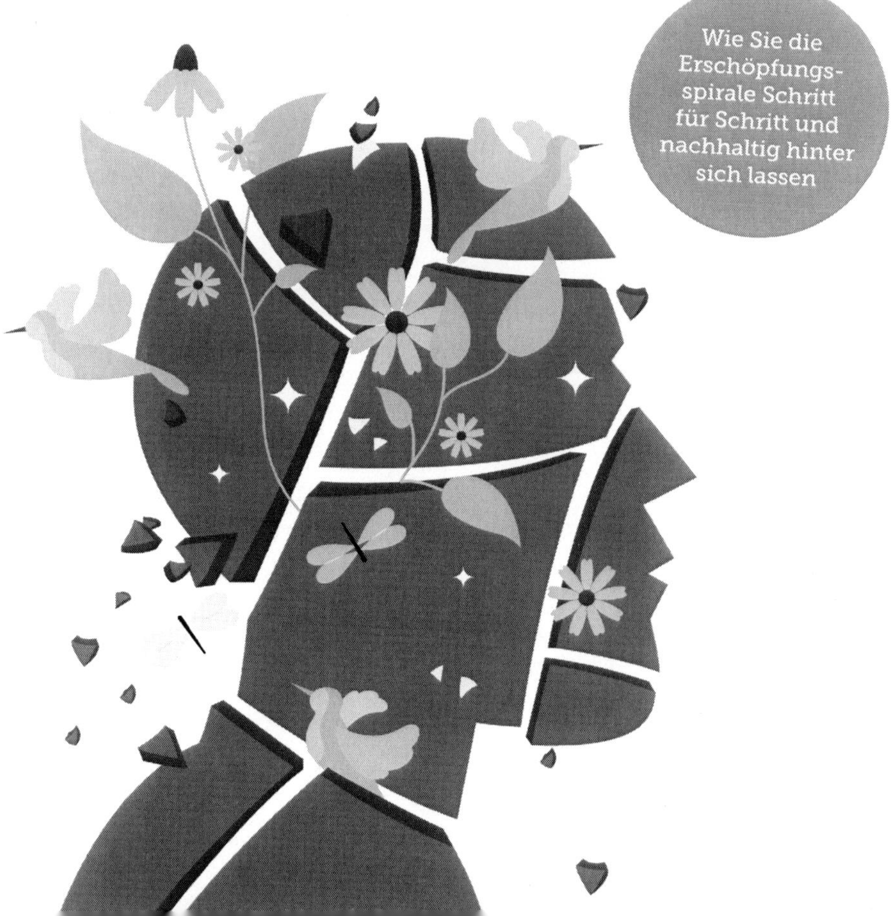

Für Frau P.,
die mich das Wichtigste von allem gelehrt hat:
gut, wohlwollend und wertschätzend
mit mir selbst umzugehen.

Inhalt

Die Chance Ihres Lebens: zurück auf Los

Wenn Sie dieses Buch in Händen halten, sind Sie kein Anfänger mehr, sondern schon Fortgeschrittener, was das Thema Burn-out oder stressbedingte Erkrankungen und Symptome angeht. Vielleicht werden Sie gerade zum ersten Mal in einer Klinik oder ambulant behandelt, und Sie haben sich dieses Buch besorgt, um anschließend gut im Alltag anzukommen und nicht wieder in alte, krankmachende Muster zu verfallen. Vielleicht haben Sie zum wiederholten Mal vor einem totalen Zusammenbruch gerade noch die Kurve gekriegt, schaffen es aber bislang nicht, Ihr Leben dauerhaft so einzurichten, dass es Ihnen gut geht und der Stress nicht ins Ungesunde kippt.

Vielleicht sind Sie schon länger in Behandlung und haben bereits schmerzlich erfahren, wie schwierig es sein kann, all das neu Erkannte und Erlernte im Alltag auch umzusetzen. Vielleicht waren Sie schon auf einem guten Weg und sind aus Gewohnheit oder durch äußere Widerstände erneut in alte, krankmachende Muster verfallen. Sollte Letzteres der Fall sein, dann sind Sie in diesem Moment vielleicht verzagt oder sogar hoffnungslos. Das ist nachvollziehbar, aber nicht nötig. Und es ist vor allem nichts, was Ihnen unangenehm sein müsste oder wofür Sie sich gar schämen sollten.

Was auch immer Ihre Motivation ist: Wenn Sie beschlossen haben, der Abwärtsspirale aus ungesundem Stress, Überlastung und Erschöpfung ein für alle Mal den Rücken zu kehren, dann halten Sie das richtige Buch in Händen. Ich weiß sowohl aus meiner Coachingpraxis als auch aus eigener Erfahrung, wie lohnenswert der Weg aus der Erschöpfung heraus ist. Und ich weiß auch, dass es nie zu spät ist, zurück auf Los zu gehen und neu anzufangen. *Jetzt* haben Sie die Chance dazu – im wahrsten Sinne des Wortes, die Chance Ihres Lebens.

Jetzt haben Sie die Möglichkeit, einzelne oder ganz viele Bereiche Ihres Lebens neu zu sortieren. Sie dürfen noch einmal losgehen und einen anderen Weg einschlagen. Einen Weg, den Sie selbst gewählt haben. Wenn Sie durch ein ungesundes Maß an Stress, Überforderung und Überbelastung krank geworden sind, dann ist das in der Regel ein Zeichen dafür, dass Sie zu lange „gegen Ihre eigene Wahrheit gelebt haben“, gegen Ihr Naturell, gegen Ihre Bedürfnisse.

Es ist also an der Zeit, Ihre eigene Wahrheit zu leben. Es ist an der Zeit, sich so zu zeigen, wie Sie sind, ohne eine Rüstung aus Leistung, Perfektion und Unverletzbarkeit anzulegen. Dafür braucht es Selbstliebe, Mut und Vertrauen.

Als ich mich selbst zu lieben begann, konnte ich erkennen, dass emotionaler Schmerz und Leid nur Warnungen sind, gegen meine eigene Wahrheit zu leben. Heute weiß ich, das nennt man authentisch sein.

Kim McMillen

Dieses Buch will Sie auf Ihrem Weg begleiten. Schritt für Schritt, als eine Art Personal Trainer, der in jede Tasche passt, der immer an Ihrer Seite ist, der Sie unterstützt, motiviert und natürlich trainiert. Der Sie begleitet, bis Sie selbst zu Ihrem besten Coach und Begleiter geworden sind.

Sie bekommen von mir in diesem Buch alles an Know-how und Ausrüstung, was Sie für diesen Weg brauchen – sowohl für die Planung als auch für die Durchführung. Und als Ergänzung dazu werden Sie sich ein Notfallset packen, auf das Sie jederzeit zugreifen können, wenn es unterwegs mal nicht so gut läuft oder Sie Hilfe brauchen. Dort finden Sie praktische Soforthilfe für alle möglichen Fälle: wenn Sie zu weit über Ihre Grenzen gegangen sind, wenn Sie nicht gut für sich gesorgt haben, wenn Sie das Gefühl haben, nicht mehr zu können oder total erschöpft zu sein.

Viele Dinge in diesem Buch werden Ihnen vielleicht aus Therapie und Theorie bekannt vorkommen. Es wird um Selbstfürsorge gehen und um Abgrenzung, um Selbstwert und ums Loslassen, um Ressourcen und Stärken und um Resilienz. Doch hier geht es darum, diese Begriffe mit Leben zu füllen. Und zwar nicht nach Schema F, sondern so, wie es für *Sie* richtig ist. Es geht darum, Ihre innere Veränderung im Außen zu leben.

Eine entscheidende Phase in der Genesung von Burn-out und stressbedingten Erkrankungen ist die Zeit *nach* der Akutbehandlung. Dann geht es darum, das in der Klinik oder der Behandlung Erlernte oder Erkannte ins eigene Leben zu übertragen und nicht in alte, krankmachende Muster zu verfallen. Für diese Phase gibt es auf dem zum Thema Burn-out an sich gut bestückten Buchmarkt keine wirklich hilfreiche Lektüre. Zahlreiche Bücher informieren über das Phänomen, benennen Gründe und Risikofaktoren, bieten Tests, mit denen der Leser ermitteln kann, wie tief er schon in der Erschöpfung steckt. Es geht um Prävention, um die Wahl der Therapie etc. Das „Danach" wird, wenn überhaupt, nur am Rande gestreift und dann sehr pauschal abgehandelt, wie viele Leserstimmen beklagen. Deshalb habe ich mich entschieden, dieses Buch zu schreiben.

Ich kann Ihnen kein Patentrezept anbieten, denn es gibt nicht den *einen* Weg aus der Erschöpfung. Die Kunst besteht darin, dass Sie Ihren ganz eigenen Weg finden. Ein Beispiel: Es wäre nicht zielführend, wenn ich Ihnen sagte, Meditieren sei das Nonplusultra. Vielleicht liegt Ihnen das Meditieren gar nicht, wie Sie schon aus mehreren Anläufen wissen. Wenn Sie es dann weiterhin – womöglich noch widerwillig – versuchen, weil es in Ratgebern als das A und O im Stressmanagement gepriesen wird, dann gehen Sie damit schon wieder gegen Ihr eigenes Naturell, gegen Ihre eigene Wahrheit. Und genau das soll nicht geschehen. Ich möchte Ihnen Impulse geben, wie Sie die für sich optimale Variante finden.

Daher an dieser Stelle eine Art Gebrauchsanweisung für dieses Buch. Die folgenden Kapitel sind aus bewährten Modulen meines Back-to-Life-Coachingprogramms entstanden, in dem ich Klienten über einige Wochen oder Monate hinweg nach Burn-out und stressbedingten Erkrankungen begleite, damit sie wieder gut und sicher im Alltag ankommen. Nicht alle Klienten durchlaufen alle Schritte, sondern nur die, die für Sie notwendig sind.

Deshalb: Wenn Sie das Gefühl haben, dass eins der Kapitel nichts für Sie ist, dass Sie Ihren inneren Kritiker schon längst im Griff haben oder dass das innere Team kein Thema für Sie ist, dann vertrauen Sie diesem Gefühl und lassen Sie das Kapitel weg. Sie sind die Expertin oder der Experte für sich, ich beziehungsweise dieses Buch begleiten nur den Prozess. Zu erkennen, was gut und richtig für Sie ist, ist ein wesentlicher Schritt auf dem Weg, sich selbst wieder mehr zu vertrauen. Auch darum wird es in diesem Buch gehen.

Und noch etwas ist mir wichtig: Dies ist nicht so sehr ein Buch zum Lesen, sondern vielmehr ein Arbeitsbuch. Wenn Menschen sich für ein Coaching bei mir entscheiden, mache ich gleich zu Beginn deutlich, dass die Entscheidung fürs Coaching bedeutet, für sich selbst wirksam und aktiv zu werden. Ich stelle klar, dass es nichts bringt, einfach nur vier oder sechs Mal in die Praxis oder ins Online-Coaching zu kommen. Zwischen den Terminen gibt es jedes Mal Übungen und Selbstcoachingtools für zu Hause, die ein fester Bestandteil meines Coachings sind.

So wie ich es meinen Klienten sage, möchte ich auch Ihnen vorab sagen: Das Lesen dieses Buches wird Ihr Leben nicht verändern, die Arbeit damit schon. Etwas in der Theorie zu wissen ist nicht dasselbe, wie etwas zu tun oder zu leben. Sie verstehen dann vielleicht, wie bestimmte Dinge funktionieren, gewinnen eine Vorstellung davon, wie sie zusammenhängen. Doch nur, wenn Sie sich ehrlich den Übungen und Fragen stellen, haben Sie die Chance, zu einer positiven Veränderung zu gelangen.

Sie können direkt einsteigen ins Lesen und Arbeiten. Was Sie dazu brauchen ist zunächst mal nur ein Kugelschreiber. Später wären dann noch ein paar farbige Stifte gut, Blanko-Karteikarten in DIN A5 oder DIN A6, ein Block für Notizen und ein Stück Schnur oder Geschenkband.

Die Kapitel bauen so aufeinander auf, wie Sie sich in meiner Coachingpraxis bewährt haben. Wenn Sie zu einem Kapitel kommen, das Sie für sich nicht brauchen, machen Sie einfach mit dem nächsten für Sie interessanten weiter. So arbeiten Sie sich dann langsam und gemächlich durch dieses Buch. Wenn Sie zu den Menschen gehören, die zunächst das große Ganze verstehen möchte, können Sie natürlich auch erst einmal alles durchlesen und dann noch mal von vorne anfangen und die Übungen machen. Empfehlen würde ich Ihnen Ersteres. Es wird in einem späteren Kapitel auch darum gehen, warum es sinnvoll ist, große Ziele in kleine Schritte aufzuteilen, und genau das habe ich mit den einzelnen Kapiteln gemacht. Sollten Sie sich dennoch für Letzteres entscheiden, möchte ich Ihnen ans Herz legen, zumindest die Übungen aus dem Kapitel „Kultivieren Sie gute Gefühle" (siehe Seite 28) während des Lesens schon regelmäßig zu machen und den Boden zu bereiten für das, was folgt:

Sie werden lernen, sich (wieder) zu vertrauen, und so gute Entscheidungen für sich selbst treffen können. Sie werden lernen, erfolgreich Ihren inneren Kritiker in die Schranken zu weisen, damit Ihnen auf Ihrem Weg nicht ständig jemand reinquatscht. Sie werden lernen, negative Botschaften aus Ihrer Kindheit, die Sie ausbremsen, und Werte, die gar nicht Ihre eigenen sind, zu entlarven, und beginnen sie loszulassen. Sie werden lernen, Ja zu sich zu sagen und auch mal Nein zu anderen. Sie werden einen Einblick in Ihr inneres Team bekommen und sehen, wen es da so alles gibt, wer Sie auf Ihrem Weg unterstützen kann. Sie werden entdecken, welche Schätze und Potenziale in Ihnen versteckt sind, und die heben, die Sie heben möchten. Sie werden aufhören, sich Dinge abzuverlangen, die Ihnen nicht liegen. Stattdessen werden Sie kultivieren und fördern, was Sie können und gerne tun.

Vor allem aber werden Sie beginnen, gut für sich sorgen und freundlich zu sich zu sein, und so noch ganz nebenbei Ihre psychischen Abwehrkräfte stärken. In diesem Prozess werden Sie lernen, sich selbst gut zu führen, und so Schritt für Schritt die Erschöpfung hinter sich lassen, wieder Freude am Leben finden und dabei aufblühen. Denn das, so der Grazer Psychiater Michael Lehofer, ist der Sinn des Lebens: „Das

Geschenk des Lebens, das wir alle erhalten haben, zum Blühen zu bringen."

Ich wünsche Ihnen viel Freude auf der spannendsten Entdeckungsreise Ihres Lebens: auf dem Weg zu sich selbst!

Me, Myself and I: der Beginn einer lebenslangen Romanze

Was bin ich (mir) wert?

Wer ist der wichtigste Mensch in Ihrem Leben? Möglicherweise denken Sie jetzt an ein Familienmitglied, Ihre Kinder, Ihre Eltern, Ihren Partner, einen engen Freund, eine enge Freundin. Zweifelsohne sind unsere Liebsten sehr wichtig für uns und unser persönliches Lebensglück. Der Psychologieprofessor Martin Seligman, Begründer der Positiven Psychologie, sieht gute Beziehungen sogar als den wichtigsten Faktor für ein gelingendes Leben an.

Die Voraussetzung für wahrhaft gute, tragfähige Beziehungen mit anderen ist jedoch zunächst eine gute, tragfähige Beziehung zu uns selbst. Wenn man im Duden das Wort *tragfähig* nachschlägt, steht dort „so konstruiert, gebaut, dass eine bestimmte Last getragen, eine bestimmte

Belastung ausgehalten werden kann". In Beziehungen zu anderen leuchtet das sofort ein. Gelingende Beziehungen in Familien, Partnerschaften und Freundschaften müssen schließlich so gebaut sein, dass sie auch Konflikte, Krisen und Unstimmigkeiten aushalten, ohne daran zu zerbrechen. Doch was meint eine tragfähige Beziehung zu uns selbst? Was muss die tragen können? Uns. Und zwar mit allen Ecken und Kanten, Durchhängern, Belastungen, Konflikten und Bedürfnissen.

Um eine Beziehung tragfähig zu machen, muss man in sie investieren und sie pflegen. Es geht dabei um Bedürfnisse und Erwartungen, um Geben und Nehmen. Vielleicht können Sie von sich behaupten, dass Sie gut darin sind, sich für andere einzusetzen und sich um deren Bedürfnisse und Erwartungen zu kümmern. Möglicherweise sind Sie dabei bereit, viel oder alles zu geben, und auch schon über Ihre Grenzen gegangen.

Doch wie sieht es mit Ihren Erwartungen und Bedürfnissen aus? Wie sehr kümmern Sie sich darum? Wie viel sind Ihnen Ihre eigenen Bedürfnisse wert? Nachdem Sie in die Über-lastung geraten sind, vermute ich, dass Ihre Bedürfnisse bislang eher hintanstanden. Und zwar so sehr oder so lange, bis Ihr System nicht mehr tragfähig war und Sie unter der Last zusammengebrochen sind.

Das Schlechteste, was Sie jetzt tun können, ist, in gewohnte Muster und Routinen zu verfallen und sich wie immer zu sagen: „Erst kommen die anderen, dann komme ich." Denn wenn wir selbst nicht mehr können, haben auch die anderen nichts mehr von uns, und da schließt sich der Kreis.

Vielleicht ist Ihnen die Kapitelüberschrift „Me, Myself and I" suspekt oder gar unangenehm. Vielleicht denken Sie dabei an Egoismus, Eigennutz und Selbstsucht. Ich kann Sie beruhigen, darum geht es *nicht*. Die Überschrift soll Ihnen aber ganz klar zeigen, was beziehungsweise wer für die nächste Zeit in den Mittelpunkt gerückt wird, und zwar aus jedem Blickwinkel: Sie. Nachdem Sie – mutmaßlich – jahre- oder jahrzehntelang andere Prioritäten gesetzt haben, mehr aufs Außen und auf die anderen geachtet haben als auf sich selbst, brauchen Sie jetzt einen Selbstfürsorge-Intensivkurs: „Me, Myself and I". Mit dem Ziel, eine gesunde Art von Egoismus zu erlernen oder besser gesagt: einen Egoismus, der Sie gesund hält.

Als erwachsene Menschen haben wir die Pflicht und die Verantwortung, gut für uns zu sorgen. Wenn wir in unserer Kraft und Energie sind, wenn unsere Akkus gefüllt sind, dann können wir auch gut und reichhaltig geben. Wenn wir selbst kaum mehr schnaufen können, bleibt auch nicht mehr viel für die anderen. Oder anders gesagt: Wenn wir das letzte bisschen geben, dann bleiben wir selbst liegen. Viele Menschen handeln so, weil sie meinen, dass es sich so gehört, weil sie durch ihre Erziehung oder ihren Glauben entsprechend geprägt wurden. Viele von uns haben gelernt, sich selbst zurückzunehmen, sich zusammenzureißen, kein Egoist zu sein, und tragen diese verinnerlichten Weisheiten als

Wenn du vernünftig bist, erweise dich als Schale und nicht als Kanal, der fast gleichzeitig empfängt und weitergibt, während jene wartet, bis sie gefüllt ist. (...) Die Schale ahmt die Quelle nach. Erst, wenn sie mit Wasser gesättigt ist, strömt sie zum Fluss, wird sie zum See. Tue du das Gleiche. Zuerst anfüllen, dann ausgießen.

Bernhard von Clairvaux

Glaubenssätze mit sich herum. Dieses Buch will sie anregen, diese Sätze zu überdenken, die Perspektive zu wechseln und Ihr Verhalten anzupassen. Es lädt Sie ein, sich selbst so zu stärken, dass Sie wieder aus dem Vollen schöpfen können, für sich und für andere. Für den Dalai Lama zum Beispiel ist Selbstmitgefühl das Fundament für wahres Mitgefühl mit anderen.

Was meinen Sie? Sind Sie bereit, künftig gut für sich zu sorgen? Sind Sie es sich wert, ab sofort Ihren eigenen Bedürfnissen Aufmerksamkeit zu schenken und sie so gut es geht zu erfüllen?

Dann lassen Sie uns beginnen und den Grundstein legen für eine lebenslange Romanze: die gute, wohlwollende und wertschätzende Beziehung mit Ihnen selbst. Natürlich gehört zu einer solchen Veränderung auch Ihr Umfeld, denn wir leben in Interaktion, auf unsere Handlungen folgen Reaktionen. Doch das kommt später, jetzt sind erst einmal Sie dran. Denn die Fähigkeit zu Selbstmitgefühl, Selbstliebe und Selbstfürsorge ist auch die Voraussetzung dafür, dass Sie sich von der Anerkennung und dem Urteil anderer frei(er) machen, sich auf sich selbst verlassen können und so zu einem gelingenden, erfüllten, glücklichen Leben gelangen.

Um diesen Grundstein zu legen, müssen wir noch etwas Vorarbeit leisten, sozusagen den Boden bereiten. Denn besonders gut gedeiht Selbstliebe, Selbstmitgefühl und Selbstwert in einer Atmosphäre guter Gefühle, und für die sorgen wir jetzt.

KULTIVIEREN SIE GUTE GEFÜHLE

Gute Gefühle können Ihr Leben verändern. Glauben Sie nicht? Ist aber so! Ich möchte Sie in diesem Praxisbuch bewusst nicht mit zu viel Fachwissen und Studien belästigen. Oft ist das auch gar nicht nötig, weil sich Ihnen der Sinn automatisch erschließen wird oder weil Sie als Fortgeschrittene schon wissen, weshalb zum Beispiel Achtsamkeit wichtig ist. An solchen Stellen konzentrieren wir uns daher auf die Umsetzung. Manchmal jedoch, wie jetzt, möchte ich ein wenig ausholen und Ihnen in groben Zügen den theoretischen Hintergrund erläutern. Denn mir ist wichtig, dass Sie verstehen, warum diese Übungen so bedeutsam sind und inwieweit sie Ihnen helfen können.

Die Positive Psychologie, die Wissenschaft vom gelingenden Leben, manchmal auch als Glückswissenschaft bezeichnet, erforscht seit gut zwanzig Jahren, was zum Wohlbefinden des Menschen beiträgt. Sie hat, nebenbei bemerkt, nichts mit dem viel kritisierten positiven Denken zu tun. Es geht nicht darum, Schlechtes schönzureden oder zu verdrängen. Es geht darum, den Fokus auf das Gute zu lenken und dadurch gute Gefühle aktiv zu befördern. Der Begründer dieser Forschungsrichtung, Martin Seligman, wollte herausfinden, was ein glückliches, erfülltes Leben ausmacht, nachdem die Psychologie sich in ihrer Geschichte fast ausschließlich mit der Entstehung von Krankheiten und Defiziten befasst hatte. Warum zum Beispiel erholen sich manche Menschen leichter von Schicksalsschlägen als andere? In der 1960er-Jahren entwickelte Seligman den Ansatz der erlernten Hilflosigkeit, den er in den darauffolgenden Jahren intensiv erforschte. Sehr kurz zusammengefasst besagt er, dass Menschen, wenn sie der Meinung sind, keine Kontrolle über ihr Leben zu haben, und überzeugt sind, hilflos und ausgeliefert zu sein, an Depressionen erkranken können. Seligman und seine Kollegen dachten sich, wenn das in diese Richtung funktioniert, dann müsste es doch auch andersherum möglich sein: dass ich also gute Gefühle und Selbstwirksamkeit trainiere und daran wachse. Sie entwickelten zahlreiche Übungen, um aktiv gute Gefühle auszulösen und zu fördern. Ihnen zugrunde liegt das PERMA-Modell. Die fünf Anfangsbuchstaben stehen für die fünf Säulen, die zum Gelingen unseres Lebens beitragen und uns aufblühen lassen:

P steht für *Positive Emotions* – gute Gefühle.
E steht für *Engagement* und kann am besten mit dem Zustand des Flow beschrieben werden.
R steht für *Relationships* – Beziehungen.
M für *Meaning* steht für Sinnhaftigkeit in unserem Leben.
A für *Accomplishment*, das Anerkennen von Erfolgen und Leistung.

Die Erfüllung Ihres **PERMA**s ist letztlich auch ein Anliegen dieses Buches. Alle Inhalte und Übungen zielen darauf ab, einen oder mehrere Faktoren positiv zu beeinflussen.

Wenn Menschen sich von Schicksalsschlägen und Krisen gut erholen, bezeichnet man sie als resilient. Aber was macht Menschen resilient? Amerikanische Forscher um Barbara Fredrickson an der Universität North Carolina sehen eine Ursache dafür in einer positiven Grundhaltung zum Leben. Nach zwei Jahrzehnten Forschung an Tausenden von Probanden kommt die Wissenschaftlerin zu dem Ergebnis, dass positive Gefühle uns in vielerlei Hinsicht wachsen lassen: Sie erweitern unseren Horizont und damit unseren Möglichkeitsraum. Sie haben die Kraft, unsere Perspektive und somit unsere Weltsicht zu verändern. Gute Gefühle öffnen unseren Geist und steigern dadurch unsere Problemlösungsfähigkeit. Sie erhöhen unser Vertrauen in andere und wirken sich positiv auf unser Selbstbild aus. Fredrickson stellte in Ihren Forschungen in Vorher-Nachher-Tests außerdem fest, dass Menschen, wenn sie aktiv für mehr positive Gefühle gesorgt hatten, optimistischer, resilienter und offener wurden, sich und ihr Leben besser annehmen konnten und mehr Sinnhaftigkeit im Dasein empfanden.

Was mir an der Positiven Psychologie am besten gefällt, ist die Erforschung der positiven Gefühle. Es fasziniert mich sehr, wie gute Erfahrungen, und mögen sie noch so unterschwellig oder flüchtig sein, sich mit der Zeit in uns ansammeln und uns verändern. Zurzeit gilt mein Interesse vor allem der Frage, wie positive Gefühle die Entwicklung und Funktionsweise unserer Zellen beeinflussen und dadurch zu unserer Gesundheit beitragen.

Barbara Fredrickson im Interview mit Seph Fontane Pennock

In ihrem Buch *Die Macht der guten Gefühle* erklärt sie mit dem „Broaden-and-Build-Effekt", wie das Ganze funktioniert: Durch das Erleben guter Gefühle werden wir offener, unser Möglichkeitsraum erweitert *(broaden)* sich. Durch diese neuen Möglichkeiten und Perspektiven erleben wir mehr und öfter positive Gefühle, und so verfestigt sich der Zustand der Positivität immer mehr *(build)*. Das Ganze ist kein Hokuspokus, es lässt sich biochemisch erklären. Durch positive Gefühle werden andere Neurotransmitter – das sind Botenstoffe in unserem Gehirn – ausgeschüttet als durch negative. Und damit schaffen wir tatsächlich ein anderes „Klima" in unserem Körper.

Klingt fantastisch, oder? Das ist es auch. Denn Sie können ziemlich leicht lernen, gute Gefühle zu kultivieren, damit ein besseres Klima zu schaffen und so zu einem wesentlichen Teil Ihres eigenen Glückes Schmied zu werden. Abgesehen davon, dass gute Gefühle zu Ihrer positiven Stimmung und Ihrem Glücksempfinden beitragen, sind sie gerade jetzt für Sie besonders hilfreich. Denn was kann es Besseres geben, als in einer Situation, in der es vieles neu zu regeln und zu ordnen gilt, mittels positiver Gefühle den Möglichkeitsraum zu erweitern und neue Perspektiven zu bekommen.

Deshalb steht dieses Kapitel hier am Anfang. Je öfter Sie Ihren Blick aufs Positive befördern, desto leichter wird es mit der Zeit, ganz von selbst das Gute zu sehen. Ich bitte Sie daher, den untenstehenden Übungen und Tipps einen festen Platz in Ihrem Tagesablauf zu geben. Denn in einer Kultur guter Gefühle ist es viel einfacher, den Kritiker zu zähmen und aktiv an Selbstliebe und Selbstmitgefühl zu arbeiten. Ich habe bewusst Übungen ausgewählt, die ein Minimum an Zeit beanspruchen, damit Sie keine Ausrede haben.

Ein weiterer guter Grund, an guten Gefühlen zu arbeiten, ist, dass sie Ihnen Ressourcen aufzeigen und helfen, sie zu aktivieren. Sie brauchen Ressourcen, um Ihre Akkus aufzufüllen. Doch dazu kommen wir später noch einmal (siehe Seite 166).

Gute Gefühle lassen sich auf vielerlei Weise fördern. Eine ganz simple Übung, die ich in fast allen Coachingprozessen anwende, hat den schönen Titel „3 Blessings“. Es geht dabei darum, jeden Tag zu überlegen, welche drei Dinge heute gut waren. Das können Sie abends vor dem Zubettgehen machen, für sich allein, und sich die Dinge in ein Büchlein schreiben oder auf Post-its, die Sie an Ihre Tür kleben. Oder gemeinsam mit Ihrem Partner oder Ihrer Familie beim Abendessen: Jeder darf sagen, welche drei Dinge heute gut waren. Und diese simple Übung, die nur wenige Minuten in Anspruch nimmt, bitte ich Sie durchzuziehen. Und zwar jeden Tag. Sie werden sehen, schon nach kurzer Zeit verändert sich Ihre Perspektive und Sie werden mehr Positives wahrnehmen. Und Sie werden ganz nebenbei den Blick dafür schärfen, was Ihnen guttut.

Eine andere hervorragende Möglichkeit, aktiv gute Gefühle in Ihren Tag einzubauen, ist, feste Bestandteile Ihres Tages leicht abzuwandeln und so mit positiven Erlebnissen anzureichern. Ich nenne das den „Alltags-Pimp". Viele meiner Klienten praktizieren diese Übung mit Erfolg und Freude, da sie mit einem sehr überschaubaren Aufwand einen großen Effekt auslösen können. Ich gebe Ihnen im Folgenden drei Beispiele, die Sie inspirieren sollen, Ihren Alltag für Sie auf passende Weise aufzumotzen.

Mein Klient Martin war furchtbar genervt vom morgendlichen Stau ins Büro. Der jährlich schlimmer werdende Verkehr in München erhöhte schon morgens seinen Adrenalinspiegel. Ich fragte ihn, warum er nicht öffentlich ins Büro fahre. Er erklärte mir, die Verbindung sei schlecht, er müsse dann erst stadteinwärts fahren und dann wieder stadtauswärts. Mit dem Auto brauchte er nur 10 Minuten, mit dem öffentlichen Nahverkehr fast 30. Ich wunderte mich, dass ihn 10 Minuten so auf die Palme brachten. Es stellte sich heraus, dass er durch den Verkehr zu den Stoßzeiten, zu denen er regelmäßig fuhr, in Wahrheit mindestens 20, eher 25 Minuten brauchte. Seit ein paar Monaten fährt Martin öffentlich. Die Zeit versüßt er sich mit Lesen seines Lieblingsmagazins, für das er zu seinem Bedauern vorher kaum Zeit fand. Er hatte schon überlegt, das Abo zu kündigen. Eine simple Win-win-Situation, in der Martin zweimal gewonnen hat. Durch eine Investition von circa 20 Minuten pro Tag hat er sein Stresslevel gesenkt und für positive Gefühle gesorgt.

Der Arbeitsweg ist oft eine gute Möglichkeit, für einen Alltags-Pimp. Überlegen Sie doch mal, ob Sie sich durch einen überschaubaren Zeitaufwand in dieser Zeit vielleicht auch

Quality Time für sich schaffen können, indem Sie Zeit zum Lesen finden, durch einen Umweg ein schönes Naturerlebnis einbauen oder durch einen Fußweg mehr Bewegung.

Auch andere Routinetätigkeiten laden zum Pimpen ein. Meine Klientin Renate hasst den Wocheneinkauf wie die Pest, das Geschleppe, die vielen Menschen an der Kasse, außerdem kann sie den Laden eigentlich nicht ausstehen, weil er so eng und verwinkelt ist und ein sehr kleines Sortiment hat. Sie geht aus Gewohnheit samstags einkaufen und macht den Einkauf zu Fuß in Ihrer Nachbarschaft. Durch kurzes Überlegen und Hinterfragen kommt sie darauf, dass es in der Nähe Ihrer Arbeit einen großen Megamarkt gibt, in dem immer relativ wenig los ist, da er am Stadtrand liegt. Sie kennt den Laden, weil sie ab und zu in einem Imbiss, der in demselben Gebäude angesiedelt ist, Mittagspause macht. Solche riesigen Supermärkte mag sie, denn sie war als Kind mit ihrer Mutter häufig in solchen Läden. Sie beschließt, künftig einen Tag in der Woche mit dem Auto ins Büro zu fahren und nach Feierabend Ihren Einkauf dort zu erledigen. Die Autofahrt versüßt sie sich mit einem Podcast.

Auch ich baue ganz bewusst positive Gefühle in meinen Tag ein, indem ich mir einen ungeliebten Zeitslot verschönere. Seit einigen Jahren kämpfe ich, wenn ich nicht aktiv gegensteure, regelmäßig mit dem „Bürorücken". Während Corona wurde das wieder akuter, da ich deutlich mehr Online-Coachings machte und viel mehr Zeit vor dem PC verbrachte als zuvor. Eine meiner Maßnahmen zum Gegensteuern ist regelmäßiges Aufstehen vom Schreibtisch und, wenigstens einmal am Tag ein paar Minuten, Bürogymnastik, die für mich ein notwendiges Übel ist. Ich habe mir ein paar Mini-Übungen ergoogelt, im Wesentlichen geht es darum, die Arme, nach oben greifend, gen Decke zu recken und die Schultern und den Rumpf in Bewegung zu bringen. Es macht mir null Spaß und ich muss mich dazu zwingen. Eines Tages unterhielt ich mich mit einer Freundin am Telefon über die Leiden des Lockdowns und darüber, wie gerne wir mal wieder tanzen gehen würden. Sie sagte, sie tue das jetzt manchmal abends zu Hause. Noch am selben Abend legte auch ich ein Tänzchen aufs Wohnzimmerparkett. Ich stellte fest, dass der Effekt meiner Bürogymnastik sehr ähnlich war. Seitdem gibt es bei mir manchmal an Bürotagen statt ungeliebter Gymnastik eine mittägliche Tanzeinheit. Mit Lieblingsmusik. Das macht vielleicht gute Laune! Und der Rücken bekommt die nötige Bewegung.

Haben Sie eine Idee bekommen für einen Alltags-Pimp in Ihrem Tagesablauf?

Wenn Sie Lust haben, können Sie sich, neben diesen beiden Gute-Gefühle-to-Go-Übungen, noch intensiver und mit etwas mehr Zeit der Erforschung und Etablierung positiver Gefühle in Ihrem Leben widmen. Barbara Fredrickson empfiehlt, sich sogenannte positive Portfolios zuzulegen. Sie bietet dazu gezielte Fragen zu zehn in ihrem Buch vorgestellten positiven Gefühlen an. Anhand dieser können Sie sich ein „Album" Ihrer guten Gefühle anlegen. Das Prozedere, das Sie im Buch *Die Macht der guten Gefühle* beschrieben finden, ist recht umfangreich. Ich biete Ihnen hier deshalb eine abgewandelte und etwas abgespeckte Version an, die ich auch mit meinen Klientinnen und Klienten im Coaching anwende.

Überlegen Sie, welche guten Gefühle Sie aus Ihrem Leben kennen und bereits regelmäßig, häufig oder ab und zu erlebt haben.

Versuchen Sie bitte, sich daran zu erinnern, wodurch das jeweilige Gefühl in unterschiedlichen Situationen ausgelöst wurde. Wie waren die Umstände? Wer war bei Ihnen? Oder haben Sie diesen Moment allein genossen? In welcher Umgebung haben Sie sich aufgehalten?
Bitte tragen Sie Ihre Erkenntnisse in die neben stehende (gerne erweiterbare) Tabelle ein. Das könnte dann so aussehen:

Gefühl	Situation 1	Situation 2	Situation 3
Dankbarkeit und Ehrfurcht	Immer wieder beim Waldbaden, wenn ich kleine Wunder der Natur entdecke, Moos unter meinen Händen spüre und den Wald rieche.	Auf dem Hochfelln-Gipfel – nach dem Aufstieg oben angekommen zu sein und dann der atemberaubende Blick auf den Chiemsee.	Die üppige Blütenpracht, so weit das Auge reicht, beim Wandern auf La Gomera.

Eine solche Übersicht kann Ihnen auf die Sprünge helfen, was gute Gefühle bei Ihnen auslöst. Auf diese Weise können Sie beginnen, sie gezielt in Ihren Alltag einzubauen, zum Beispiel, wenn Sie dadurch bemerken, dass bestimmte Menschen oder Umgebungen zu guten Gefühlen beitragen. Meiner obigen Liste kann ich entnehmen, dass die Natur für mich große Glücksgefühle bereithält. Ich sollte also genügend Zeit dort verbringen, um mir diese zu ermöglichen.

Nun sollten Sie eine Idee haben, wie Sie mit guten Gefühlen den Boden bereiten können für Ihren Weg zu einem selbstfürsorglichen Leben nach Ihren Vorstellungen. Dann können wir zum nächsten Schritt übergehen: Lassen Sie uns Ihren inneren Kritiker genauer unter die Lupe nehmen, damit er Ihnen nicht dauernd in die Quere kommt und dadurch Ihren Weg unnötig beschwerlich macht.

DEN INNEREN KRITIKER ZÄHMEN

Kennen Sie das? Diese Stimme, die ungefragt aus dem Nichts auftaucht, und permanent an Ihnen rummäkelt? Wie unvorteilhaft das Kleid ist, das Sie tragen – *und diese Frisur heute geht echt gar nicht ... Aber mit diesen Augenringen brauchst du dich eigentlich sowieso nicht unter die Leute zu trauen.* Die Stimme, die Ihnen ständig sagt, was Sie falsch gemacht haben, was Sie besser machen könnten, und die Sie für dumm erklärt?

Besonders gerne setzt sie zu einem großen Gezeter an, wenn Sie sich sowieso schon schlecht fühlen, wenn Sie ohnehin das Gefühl haben, etwas falsch gemacht zu haben, nicht gut genug gewesen zu sein, versagt zu haben.

Mal ehrlich: Möchten Sie sich das weiterhin antun? Wollen Sie sich fertigmachen lassen, nur, weil Sie mal einen Fehler gemacht haben? Irren ist schließlich menschlich, und aus Fehlern lernen wir. Warum also so ein Drama daraus machen?

Ich finde, es ist an der Zeit, dass Sie der Stimme in Ihrem Kopf Kontra geben. Sie nimmt sich ganz schön viel heraus, ist unhöflich und übergriffig. Das müssen Sie sich nicht gefallen lassen. Außerdem können Sie sie auf dem Weg, auf den Sie sich mit diesem Buch machen, gar nicht gebrauchen. Denn hier geht es darum, dauerhaft aus der Erschöpfung herauszukommen und sich selbst Ihr bester Coach und Begleiter auf diesem Weg zu werden. Eine wichtige Voraussetzung dafür ist, dass Sie freundlich, achtsam und mitfühlend mit sich umgehen. Jemanden, der Ihnen dabei dauernd reinquatscht und schlechtes Karma verbreitet, können Sie gerade also definitiv nicht gebrauchen.

Um den Kritiker zähmen zu können, ist es wichtig, dass er Ihnen erst einmal bewusst wird. Deshalb kommt zunächst leider der unangenehme Teil: Sie müssen ihm ganz gezielt Gehör schenken, denn nur auf diese Weise können Sie ihn entlarven. Es ist nämlich so, dass er in der Regel viel häufiger

Der Mensch ist das einzige Lebewesen, das von sich eine schlechte Meinung hat.

George Bernard Shaw

vorbeikommt, als wir meinen. Manchmal agiert er in unserem Unterbewusstsein oder trägt ein anderes Gewand und gibt sich zum Beispiel als Stimme der Vernunft aus.

Hören Sie mal genau hin. Wann steigt Kritik in Ihnen auf, wie oft verdrehen Sie innerlich die Augen über Ihre Blödheit, Schusseligkeit etc. Wie oft ermahnen Sie sich, dass man dieses und jenes nicht macht oder dass ein bestimmtes Verhalten wirklich unvernünftig wäre. Auf diese Weise können Sie erkennen, wann und wie oft er sich zu Wort meldet.

Und passen Sie mal auf, was der innere Kritiker so sagt. Vielleicht erkennen Sie ihn gar nicht immer auf Anhieb. Gerne lässt er nämlich auch Plattitüden los, die wir irgendwoher kennen, meistens aus der Kindheit. Das können Sätze sein, die wir verinnerlicht haben, weil wir sie so oft gehört haben: „Sei doch nicht immer so empfindlich!" Oder Redensarten wie: „Was mich nicht umbringt, macht mich hart." Letzteres ist zwar keine direkte Kritik, aber auch nicht gerade förderlich fürs Selbstmitgefühl. Und das zu fördern, steht jetzt ganz oben auf Ihrer To-do-Liste, denn es ist eine wichtige Fähigkeit auf dem Weg zu Selbstliebe und einem gesunden Selbstwert. Doch dazu später mehr.

Also, achten Sie mal darauf, was alles so vor sich geht in Ihrem Kopf. Schauen Sie, wie oft der Kritiker vorbeikommt, und hören Sie, ob er auch einen Gegenspieler hat, jemanden, der ab und zu etwas Nettes zu Ihnen sagt, dem Kerl Paroli bietet und Sie in Schutz nimmt.

Meine Klientinnen und Klienten sind oft verwundert, wenn sie merken, wie oft sich dieser Querulant an einem einzigen Tag zu Wort meldet.

Wenn Sie Lust haben, führen Sie doch mal eine Woche lang Buch darüber, am besten auf losen Blättern, nicht hier im Buch, denn die Unverschämtheiten des Kritikers wollen wir gar nicht auf Dauer festhalten.

Ich gebe Ihnen hier mal ein Muster an die Hand:

Woran hatte er heute etwas auszusetzen?

Meckert er mehr an Äußerlichkeiten herum oder an Ihrem Verhalten?

Wie fangen seine Sätze typischerweise an? Gibt es ein Muster?

Gibt es einen Satz, den er am häufigsten sagt?

Was kränkt Sie am meisten?

Wenn Sie die obigen Fragen eine Zeit lang Tag für Tag beantworten und Ihrem Kritiker sehr viel Beachtung schenken, werden Sie ihn sehr gut kennenlernen. Das ist vielleicht nicht unbedingt schön, aber wichtig. Denn dadurch sind Sie in der Lage, ihn sofort zu erkennen, wenn er im Anmarsch ist. Das ist notwendig, um ihn künftig in die Schranken zu weisen, und zwar deutlich. Am besten lässt er sich mit seinen eigenen Waffen schlagen.

Ich vermute, er ist nicht zimperlich in seiner Kritik, zumindest waren das die, die ich bisher kennengelernt habe, nicht. Er wird sicherlich nicht zaghaft, empathisch und rücksichtsvoll sagen: „Du, es wäre vielleicht unter Umständen besser gewesen, wenn du ..." Vermutlich sagt er eher so was wie: „Du bist aber auch wirklich zu blöd! Kein Wunder, dass ... " Stimmt's? Glauben Sie mir, ich habe durch meine Coachings inzwischen viele dieser Kerle und Kerlinnen kennengelernt und sie nehmen sich alle nicht viel.

Mit kleinlauten Rechtfertigungsversuchen, die mit „Aber" beginnen – „Aber ich hab mir doch so viel Mühe gegeben ..." –, kommen Sie da nicht weiter. Er wird kein Erbarmen haben. Er ist Diskutierprofi und wird immer wieder ein Gegenargument finden. Er braucht ein klares: *„Stopp, Halt, Aus, Ende!"*

Fällt Ihnen ein Satz ein, den Sie als Kind zu hören bekommen haben, wenn Sie etwas unterlassen sollten? Oder einer, den Sie Ihren Kindern streng entgegengerufen haben, wenn sie etwas gemacht haben, was sie nicht sollten? Sehr gut! Das ist bestimmt genau die richtige Tonlage. Und in der sagen beziehungsweise denken Sie jetzt: „Stopp!“, „Es reicht jetzt, ein für alle Mal!“, oder was immer die richtige Wortwahl für Sie ist.

Geben Sie der Mäkelstimme, besonders bei unberechtigter Kritik, innerlich Kontra, seien Sie resolut, streng und klar. Wenn das nicht auf Anhieb klappt, wenn Sie noch zu zaghaft sind, dann üben Sie es. Sagen Sie es, wenn Sie allein sind, auch mal laut. Probieren Sie verschiedene Tonlagen aus und schauen Sie, welche sich am besten anhört.

Wenn Sie mögen, können Sie sich Ihren Kritiker auch vorstellen. Wie sieht er aus? Ist es eine Fratze? Oder eher eine Karikatur? Ähnelt er gar jemandem, den Sie kennen?

Einer meiner Klienten – nennen wir ihn Josef – musste bei dieser Übung prustend lachen. Er ist Mitte 50 und bereits zweifacher Opa. Über die Strenge seiner Tochter muss er innerlich oft schmunzeln, weil es in seinen Augen nicht zu ihr passt. Er musste spontan an diese Situation denken und hat es letztlich geschafft, seinem Kritiker mit Humor beizukommen.

Haben Sie schon eine Idee, was die richtige Tonlage für Sie sein könnte? Und das richtige Wort oder den richtigen Satz, um die Stimme zu stoppen und dem Kritiker den Mund zu verbieten? Gut! Dann heißt es ab jetzt: *Dranbleiben!* Und zwar konsequent.

So ein Kritiker, der jahre- oder gar jahrzehntelang unbehelligt sein Unwesen treiben durfte, lässt sich nicht von einem Tag auf den anderen vertreiben. Da braucht es jetzt

Ausdauer. *„Stopp!"*, oder wie immer Ihr Wort oder Satz lautet, wird für die nächste Zeit Ihr häufigster innerer Ausruf sein.

Sie stehen morgens vor dem Spiegel und denken: „Oh Gott, ich werde immer dicker ..." *„Stopp!"* „Und diese Augenringe ..." *„Stopp!"*

Das machen Sie so viele Morgen hintereinander, bis das *„Stopp!"* immer früher kommt. „Oh Gott, ich werde imm..." *„Stopp!"*

„Oh Gott, ich ..." *„Stopp!"*

„Oh G..." *„Stopp!"*

„Stopp!" – Und lächeln!

Wenn Sie am Ziel sind, werden Sie den Satz gar nicht mehr andenken. Ihre innere Stimme wird bereits beim Atemholen ausgebremst. Stattdessen können Sie sich dann aus vollem Herzen anlächeln. Sie haben nämlich allen Grund dazu. Sie können sehr stolz auf sich sein: Sie sind auf dem besten Weg, wieder die Chefin oder der Chef in Ihrem Kopf zu werden, die Stimme tanzt Ihnen nicht mehr auf der Nase herum. Das haben Sie geschafft, weil Sie konsequent drangeblieben sind, toll! Und ich bin mir sicher, Sie lächeln einem schönen Menschen zu, sehen Sie mal genau hin.

Dieses Stopp!-Programm ziehen Sie jetzt durch, von morgens bis abends. Wenn Sie im Büro einen Fehler gemacht haben:

„Du bist aber auch wirklich zu blöd! Kein Wunder, dass ..." *„Stopp!"*

„Du bist aber auch ..." *„Stopp!"*

...

„Stopp!" – Atmen. Vielleicht ist der Fehler ja gar nicht so schlimm, sondern nur menschlich?

Ich hoffe, Sie merken schon bald, wie Sie jeden Tag ein bisschen besser darin werden, Ihren Kritiker zu zähmen. Dann können Sie stolz auf sich sein! Ich bin es auch. Denn das ist ein großer und wichtiger Schritt, es ist der erste Schritt zu mehr Selbstliebe.

Falls gar nichts vorangeht und der Kritiker Ihnen einreden will, Sie seien sogar zu blöd, um diese Übung hier zu machen, dann sollten Sie sich vielleicht ein Coaching gönnen und sich Unterstützung holen.

Natürlich ist der Kritiker nicht nur schlecht. In einigen Situationen ist er durchaus sinnvoll, denn er hilft uns auch dabei, nicht maßlos zu sein, unsere Ziele zu erreichen etc. Doch auch dann geht es um die Art der Kommunikation. Wenn Sie morgens feststellen, dass Sie verschlafen haben, weil Sie vergessen haben, Ihren Wecker zu stellen, ist es kontraproduktiv, wenn Sie sich dafür fertigmachen. Eine innere Stimme, die Sie dann nur niedermacht, hat höchstens zur Folge, dass Sie nicht nur zu spät, sondern auch noch schlecht gelaunt in den Tag starten und dass durch die schlechte Grundstimmung vielleicht noch mehr Mist passiert. Seien Sie gnädig mit sich. Sie könnten sich denken: Mist, ich habe verschlafen. Na ja, komm, kann ja mal passieren. Jetzt beeile ich mich und heute Abend denke ich daran, den Wecker zu stellen.

Auch wenn Sie vielleicht noch nicht so weit sind, dass Sie Ihren Kritiker richtig gut im Griff haben, können Sie parallel mit einem weiteren Schritt auf dem Weg zu mehr Zufriedenheit, Wohlgefühl und Glück in Ihrem Leben beginnen. Wenn der Kritiker zumindest nicht mehr der Wortführer in Ihrem Kopf ist, ist ein guter Zeitpunkt, jemand anderen einzuladen, sich öfter mal zu Wort zu melden: Ihren inneren Unterstützer, Freund oder wie auch immer Sie diese Stimme nennen möchten. Das ist eine Stimme, die Mitgefühl hat, Sie in Schutz nimmt, die Verständnis hat, der Sie gefallen und die den Fokus aufs Gute und Gelingende legt. Vielleicht ist sie Ihnen gar nicht so bewusst, weil sie eher leise und zurückhaltend klingt.

Wir alle haben verschiedene Anteile in uns, diese bilden unser sogenanntes inneres Team. In diesem Team gibt es unterschiedliche Mitglieder. Den Kritiker haben sie jetzt kennengelernt. Ihren Unterstützer, den ich eben schon angesprochen habe, sehen wir uns im nächsten Kapitel genauer an. Fallen Ihnen spontan noch weitere Anteile ein, die Sie kennen? Vielleicht ein Perfektionist, der immer sagt, Sie sollen es noch besser machen? Oder ein Bedenkenträger, der immer überall Gefahren sieht?

Auch in ganz alltäglichen Situationen kann es widerstreitende Stimmen in uns geben. Wenn ich zum Beispiel überlege, ob ich das Einkaufen mit dem Auto oder zu Fuß erledige, dann plädiert der umweltbewusste Anteil in mir ganz klar dafür, das Auto stehenzulassen, während der bequeme Anteil in mir sofort alle möglichen Argumente auf Lager hat, warum es mit dem Auto viel praktischer ist. Und dann sind wir beim nächsten Punkt. Denn nun geht es darum, wer von beiden sich durchsetzen kann. Im Beispiel „Einkaufen" ist das nicht kriegsentscheidend, aber in anderen Situationen können die unterschiedlichen Anteile oder Mitglieder dieses Teams mehr oder weniger hilfreich sein. Deshalb ist es wichtig, dieses Team zu führen, damit es als *Ihr* Team in *Ihrem* Sinne agiert. Denn wenn zwei Anteile sich gegenseitig niederschreien, bringt das in der Regel nichts. Sie sind also gefragt, als guter Teamleiter oder gute Teamleiterin die Führung zu übernehmen: den Stillen öfter das Wort zu erteilen, die Vorlauten mal zur Räson zu rufen. Oder den Perfektionisten und den Harmonieexperten mal zugunsten des Fürsprechers zurücktreten zu lassen.

Mit meinen Coachees sehe ich mir deshalb ihr inneres Team ganz genau an. Erst einmal, um zu sehen, wer überhaupt alles zum Team gehört. Meist ist uns das selbst gar nicht bewusst. Und dann, um in einem zweiten Schritt zu sehen, wie man das eigene Team (noch) besser führen kann, um bestimmte Ziele zu erreichen. Wenn Sie sich intensiv mit Ihrem inneren Team und den einzelnen Mitgliedern auseinandersetzen möchten und erfahren wollen, wie Sie es besser führen können, empfehle ich Ihnen, es sich mit einem Coach oder Therapeuten anzusehen. Wie das aussehen kann, sehen Sie am folgenden Beispiel von Britta.

Britta und ihr inneres Team

Britta, 48, kam zum mir, weil sie vorhatte, sich selbstständig zu machen, aber nicht in die Umsetzung kam. Nach einer zwei Jahre zurückliegenden schweren stressbedingten Erkrankung hatte sie begonnen, wieder in ihrem alten, gut bezahlten Job im Finanzwesen zu arbeiten. Sie erledigte ihre Aufgaben weiterhin gut, doch die Arbeit machte ihr nicht mehr so viel Spaß wie früher, sie hatte keinen wirklichen Draht zu den Kollegen und wünschte sich insgesamt mehr Sinnhaftigkeit in ihrem Tun.

Eigentlich hatte sie eine klare Vorstellung, wie sie sich als unabhängige Finanzberaterin selbstständig machen wollte: Es gab bereits einen Businessplan, und die Firma, bei der sie tätig war, würde ihr sogar eine Abfindung zahlen, da gerade ein Stellenabbauprogramm lief. Trotzdem ging Britta nicht die entscheidenden Schritte, sondern bewegte das Thema immer wieder in ihrem Kopf, was sie zunehmend verunsicherte. Sie kam ins Coaching, um zu einer klaren Entscheidung zu kommen, zu einem Ja oder Nein, da sie ihre Taktik „zwei Schritte vor und einen zurück" selbst ganz wahnsinnig machte.

Zunächst sahen wir uns die Pros und Contras für ihr Selbstständigkeitsvorhaben an, und aus Brittas Erzählung wurde schnell klar, dass und warum die Vorteile überwogen. In so einer Situation ist es dann sinnvoll, herauszufinden, woran es bei der Umsetzung hapert. Oft stecken Glaubenssätze dahinter, die uns gewissermaßen von unserem inneren Team übermittelt werden.

Ich holte ein paar Holzfiguren hervor und bat Britta, mir zu erzählen, was für innere Stimmen in ihr laut wurden, wenn sie über ihre Entscheidung nachdachte. Ich gab ihr bunte Klebezettel und bat sie, die wichtigsten Sätze aufzuschreiben.

Darunter waren Sätze wie: „Bist du des Wahnsinns, so einen sicheren Job bekommst du nie wieder!", „So blöd muss man erst mal sein, seine Festanstellung für so einen Unfug dranzugeben.", „Ja, du meinst jetzt, du wärst dann freier, aber du wirst schon sehen, wie das ist, selbst und ständig sage ich nur.", „Und was ist, wenn du das gar nicht schaffst, wenn du wieder krank wirst?"

Wir sahen uns die Sätze genauer an und stellten schnell fest, dass hier eigentlich nur die Contra-Fraktion vertreten war – und das, obwohl vorhin doch eindeutig die Pros überwogen hatten? Wir nahmen uns also noch einmal die Pro-und-Contra-Liste vor und Britta schrieb auch dazu Sätze auf Klebezettel.

Darunter waren Sätze wie: „Du wolltest dir doch schon immer etwas Eigenes aufbauen.", „Dann kann ich Leute ehrlich beraten und muss ihnen nichts aufschwatzen.", „Ich könnte vormittags meinen Freizeitaktivitäten nachgehen und dafür abends kundenfreundliche Beratungszeiten anbieten und dabei viel mehr nach meinem Rhythmus leben :-) !"

Dann suchte sich Britta Holzfiguren aus, ordnete ihnen Sätze zu und gab ihnen Namen. Bedenkenträger Ben war dabei, Fürsprecherin Fanny, Schlechtmacher Sepp, der, wie sie mich wissen ließ, ihrem Onkel ähnlich sah, und die

Unternehmerin Ute. Wir schauten weiter, und es kamen weitere Sätze und Figuren hinzu. Mutmacher Manu zum Beispiel, der ihr gut zuredete und sagte, sie habe nur ein Leben, sie solle es nach ihren Vorstellungen leben.

Am Ende setzten wir alle Vorhandenen um einen runden Konferenztisch. Britta hörte als gute Teamleiterin alle Beteiligten und ihre Argumente für die jeweiligen Standpunkte an. Es stellte sich heraus, dass die Contra-Vertreter teilweise durchaus nachvollziehbare Gründe hatten. Bedenkenträger Ben zum Beispiel war stark vom Sicherheitsbedürfnis von Brittas Beamteneltern beeinflusst, aber Sepp war schlicht und einfach ein Querulant, der an allem etwas auszusetzen hatte. Die Befürworter waren auch da, hatten ebenso gute Gründe, waren aber viel zu leise.

Als Führungskraft war es also an Britta, ihr Team neu aufzustellen. Die Projektleitung für den Schritt in die Selbstständigkeit ging an Manu. Sie bekam mit Fanny und Ute tolle Kolleginnen an die Seite, die jetzt mal wirklich zeigen durften, was sie konnten. Ben erhielt eine Fortbildung, übernahm das Controlling und konnte so konstruktiv mitwirken. Sepp wurde zum Mitarbeitergespräch eingeladen und dort unter anderem angehalten, seine Überstunden abzubauen. So bekam jeder seinen Platz, alle konnten auf ihre Art und Weise daran mitwirken, das Vorhaben in die Tat umzusetzen, und Britta konnte sich letztendlich selbst besser verstehen und führen und besser für sich entscheiden.

MIR SELBST DER BESTE FREUND WERDEN – SELBSTMITGEFÜHL STÄRKEN, SELBSTFÜRSORGLICH HANDELN

Stellen Sie sich vor, Sie rufen Ihre Freundin an, um zu fragen, wie es ihr geht, und sie würde Folgendes antworten: „Ach, es ist alles ganz schön viel gerade, ich bin ziemlich kaputt. Das Projekt, von dem ich dir erzählt habe, läuft überhaupt nicht nach Plan. Ich muss ständig Überstunden machen und mich abends noch mal an den Rechner setzen. Lea ist unerträglich und unverschämt zu mir und kaum auszuhalten mit ihren pubertären Launen. Und ich muss noch so viel erledigen für den Kindergeburtstag von Moritz am Wochenende, kleine Geschenke besorgen, Kuchen backen, das Übliche halt. Und Michi ist natürlich wie immer bis kurz vor knapp auf Geschäftsreise."

Was würden Sie antworten? Würden Sie sie antreiben und sagen: „Ach komm, ist doch alles halb so schlimm, hab dich nicht so. Du schaffst das schon, schließlich schaffst du doch sonst auch immer alles. Außerdem, das Leben ist eben kein Zuckerschlecken. Also, sei keine Memme, Augen zu und durch."? Oder würden Sie Mitgefühl zeigen, genauer nachfragen und überlegen, wie man ihr die Lage erleichtern könnte? Ihr vielleicht raten, sich etwas Ruhe zu gönnen, abends den Laptop einfach mal zugeklappt zu lassen und ein Bad zu nehmen, ihre Super-Mama-Ansprüche runterzuschrauben und einen Kuchen zu kaufen? Oder ihr vielleicht anbieten, einen Kuchen für sie zu backen, und ihr ans Herz legen, die kleinen Geschenke ausnahmsweise mal online zu bestellen – der nette kleine Laden im Lieblingsviertel hin oder her?

Und nun stellen Sie sich bitte vor, Sie wären in der oben beschriebenen Situation oder in einer vergleichbaren, Ihrem Alltag entsprechenden Stressphase und hätten das Gefühl: „Puh, das ist echt ganz schön viel gerade!“ Wie würden Sie sich zureden? Was würden Sie sich raten? Würden Sie mit sich selbst ähnlich umgehen wie mit einem Freund oder einer Freundin oder würden Sie bei sich selbst andere Maßstäbe ansetzen? Inwiefern wären diese Maßstäbe anders? Sind sie strenger, härter, weniger mitfühlend?

Falls Sie die letzte Frage mit Ja beantworten, wird es Zeit, dass Sie sich selbst gegenüber einen anderen Ton an den Tag legen. Ein bisschen Übung darin haben Sie im letzten Kapitel schon bekommen. Das Thema Selbstliebe ist ein weites Feld. Es gibt ganze Bücher darüber und es ist eigentlich ein Frevel, es in einem einzigen Kapitel abzuhandeln. Denn sie ist in meinen Augen die Basis eines gelingenden Lebens - und damit auch die Basis für den Weg raus aus dem Burn-out. Deshalb zieht sich dieses Thema in verschiedenen Facetten letztlich auch durch das ganze Buch, taucht immer wieder auf. In diesem Kapitel widmen wir uns besonders zwei Teilaspekten: dem Selbstmitgefühl, mit dem Sie Verständnis und Empathie für sich selbst entwickeln, und der Selbstfürsorge, die Ihnen hilft, gut mit sich umzugehen, sich liebevoll um sich selbst zu kümmern.

Damit man echtes Mitgefühl für andere entwickeln kann, muss man zuerst ein Fundament haben, auf dem man Mitgefühl kultivieren kann. Dieses Fundament ist die Fähigkeit, sich mit den eigenen Gefühlen zu verbinden und sich um sein eigenes Wohlergehen zu kümmern [...] Fürsorge für andere bedarf der Fürsorge für einen selbst.

Dalai Lama

Sie haben durch die Übungen zum Kritiker schon ein gutes Gehör für Ihre inneren Stimmen entwickelt. Versetzen Sie sich nun bitte noch einmal in die obige Situation und hören Sie mal genau hin, was Sie zu sich selbst sagen würden. Wie würden Sie die Stimme beschreiben? Ist sie ein Antreiber, ein Leister, ein Perfektionist, ein Schneller-weiter-höher-Coach?

Ich möchte Sie einladen, der Stimme weiter auf den Grund zu gehen. Nehmen Sie sich in einem ruhigen Moment zehn Minuten Zeit für sich. Kommen Sie zur Ruhe, vielleicht mithilfe einer Körperübung (Sie finden eine Audioanleitung unter www.burnout-fuer-fortgeschrittene.de). Wenn Sie dann in der Entspannung angekommen sind, schließen Sie die Augen und hören noch einmal genau hin. Wer spricht da? Kennen Sie die Worte, die Stimme oder den Tonfall von jemandem? Oder ist die Person völlig fremd? Wie sieht sie aus? Was hat sie für eine Stimme?

Und nun stellen Sie sich vor, Sie würden dieser Stimme mal einen Urlaub gönnen. Schließlich hat sie Sie ihr Leben lang fleißig begleitet. Ein Wunder, dass sie nicht schon völlig heiser ist. An ihrer Stelle lassen Sie jetzt jemand anderen auf diesem Stuhl Platz nehmen. Wen sähen Sie dort gerne? Ihre beste Freundin, Ihren Bruder oder eine andere Ihnen wohlgesonnene Person? Was würde diese Person Ihnen in der oben beschriebenen Situation raten? Wie würde sie Ihnen zureden? Würde sie Ihnen vielleicht Hilfe anbieten?

Wenn Sie eine Vorstellung von Ihrem Unterstützer bekommen haben, dann laden Sie diese Stimme bitte ein, zu bleiben. Geben Sie ihr einen festen Platz in Ihrem inneren Team. Wie würde sich die Stimme beschreiben lassen? Als Freund? Als Unterstützer? Als Fürsprecher? Wie sieht sie aus?

Für unser Ziel, Selbstmitgefühl und Selbstliebe zu entwickeln und zu fördern, ist es wichtig, wohlwollende Fürsprecher im zu haben. Wie sieht es da in Ihrem Team aus? Sind die Fürsprecher gut aufgestellt oder brauchen Sie noch Unterstützung? Sollten die Fürsprecher vielleicht etwas häufiger zu Wort kommen? Wer ist Wortführerin oder Wortführer in diesem Bereich? Was ist der liebste Satz dieser Person? Oder welchen Satz würden Sie sich von ihr wünschen? Lädt sie Sie ein, mal eine Pause zu machen, alle Fünfe gerade sein zu lassen oder einfach langsam zu machen? Erinnert sie Sie daran, dass es nicht immer 120 Prozent sein müssen, oder führt sie Ihnen vor Augen, wie viel Sie bereits geleistet haben?

Haben Sie Ihren Satz gefunden? Sehr gut! Bitte schreiben Sie ihn sich schön, gerne mit Verzierungen oder in Farbe, auf eine Karte oder ein Blatt Papier. Und das hängen Sie sich jetzt irgendwo hin, wo Sie es mehrmals täglich sehen, an den Kühlschrank, den PC, den Badezimmerspiegel, das Armaturenbrett, wohin auch immer. Und nun warten Sie einfach ab. Ich verspreche Ihnen, der Satz wird wirken, die Stimme wird mit der Zeit lauter werden. Sie werden später noch weitere solche Sätze für sich finden und erarbeiten. Wenn Sie Lust haben, können Sie auch gleich ein längeres Stück Schnur oder Geschenkband nehmen, es aufhängen und daran eine „Girlande der Unterstützung" entstehen lassen, an der Sie künftig all Ihre positiven Botschaften befestigen.

Wenn Sie mögen, können Sie noch einen Schritt weiter gehen und sich überlegen, was diese Stimme Ihnen eigentlich immer schon mal sagen wollte. Sie wissen schon, diese Dinge, die man über geliebte und geschätzte Menschen denkt, Ihnen aber viel zu selten sagt. Die oft nur an runden Geburtstagen oder im schlimmsten Fall erst in der Trauerrede zur Sprache kommen. Kramen Sie die jetzt bitte mal hervor. Und nun stellen Sie sich vor, dass die Unterstützerstimme Ihnen eine Karte schreibt. Einfach so. Nicht zum Geburtstag oder zu Weihnachten, sondern nur, um Ihnen eine Freude zu machen. Auf der steht, was an Ihnen so toll ist. Ich gebe Ihnen ein paar Impulse, die Ihnen auf die Sprünge helfen können: Welche Rückmeldungen bekommen Sie oft? Ist es Ihr aufmunterndes Lächeln oder Ihr mitreißendes Lachen? Ihre Hilfsbereitschaft? Sind es Ihre Kochkünste oder Ihre Art, mit Kindern umzugehen? Ihre Geduld? Ihre Gelassenheit in herausfordernden Situationen? Ihr Elan? Und dann schreiben Sie diese Worte ehrlich und wertschätzend auf eine Karte an sich selbst. Falls Sie dabei Hilfe brauchen, falls Sie die positiven Rückmeldungen immer geflissentlich überhört haben, lassen Sie diese Übung noch ein wenig ruhen. Machen Sie erst die Stärkenanalyse (siehe Seite 151), in der es auch um Fremdfeedback geht, sie wird Ihnen bestimmt auf die Sprünge helfen.

Damit Sie die Karte immer wieder lesen können, wenn es darauf ankommt, schreiben Sie sie in dieses Buch. Hier bekommen Sie eine schöne Vorlage:

Soweit zum Fürsprecher. Den lassen wir jetzt mal in Ruhe wachsen und lauter werden, indem der Satz, den Sie nun täglich sehen werden, und die Postkarte mit der Zeit ihre Wirkung entfalten. Dass der Fürsprecher größer wird, ist wichtig, damit Sie beginnen, sich selbst ein gesundes Maß an Wertschätzung entgegenzubringen. Und das ist ganz elementar, um sich selbst (wieder) zu vertrauen. Warum Ihr Selbstvertrauen so wichtig ist, erfahren Sie im nächsten Kapitel. Doch zuvor laden wir noch jemand anderen ein, für den Ihr Fürsprecher den Weg ebnet: den Kümmerer. Und zwar nicht, um für andere zu sorgen, sondern für Sie selbst. Wenn der Fürsprecher den Weg geebnet hat und Ihnen sagt, dass Sie eine Pause verdient haben oder mal langsamer machen sollen, dann laden Sie Ihren Kümmerer ein, diesen Rat umzusetzen. Überlegen Sie, was Ihnen in dem Moment guttun würde. Spüren Sie mal in sich hinein: Was brauchen Sie? Einen Spaziergang, ein Bad, eine Runde Sport, eine Kaffeepause mit einem schönen Stück Kuchen, einen Mittagsschlaf auf dem Sofa oder im Liegestuhl, ein Telefonat mit einem lieben Menschen? Und dann gönnen Sie sich das, ganz ohne schlechtes Gewissen. Sie werden merken, wie gut Ihnen das tut. Und wenn Sie beginnen, sich immer wieder Gutes zu tun, werden Sie diese Momente nicht mehr missen wollen.

Sollte sich Ihr Kritiker oder ein anderer Querulant zu Wort melden, stoppen Sie ihn, darin haben Sie ja bereits Übung. Und Sie haben ein gutes Argument auf Ihrer Seite: Wenn Sie sich jeden Tag ein wenig Zeit für sich gönnen, dann investieren Sie in die Beziehung zu sich selbst, machen sie tragfähig und werden damit dann gut durch stressige Phasen kommen.

Es muss übrigens nicht viel Zeit sein, zwanzig Minuten können bereits kleine Wunder bewirken, und auch zehn Minuten bringen schon etwas. Vielleicht sagen Sie jetzt: „Die habe ich nicht in meinem Alltag." Mag sein, dass Ihnen das so erscheint, denn diese Zeit wird uns nicht auf einem Tablett serviert. Wir müssen sie uns aktiv nehmen. Und gegebenenfalls Prioritäten verändern und neu setzen.

Ich zum Beispiel schlafe für mein Leben gerne aus. Morgens, wenn mein Wecker klingelt, bin ich also eigentlich immer noch müde, und der Gedanke, auf Snooze zu drücken und mir so noch sechs, zwölf oder gar achtzehn Minuten zu erschleichen, ist verlockend. Ich liebe aber auch den Morgen, den Start in jeden neuen Tag. Morgens verspüre ich eine Art Neugier auf die Welt. Ich ziehe es vor, langsam in den Tag zu kommen. Ich, die ich definitiv keine Frühaufsteherin bin, stelle also seit geraumer Zeit meinen Wecker eine halbe oder Dreiviertelstunde früher. In dieser kostbaren Zeit nur für mich alleine, die ich wegen meiner Prioritäten von meinem geliebten Schlaf abzwacke, mache ich eine Viertelstunde Yoga, schaue aus dem Fenster, genieße, je nach Jahreszeit, wie es langsam heller wird oder die Vögel zwitschern, trinke eine erste Tasse Kaffee auf der Couch. Dann erst gehe ich unter die Dusche und der Tag beginnt ganz offiziell. Diese gute halbe Stunde Zeit für mich am Morgen schenke ich mir.

Und ehrlich gesagt musste ich dafür nicht mal auf Schlaf verzichten. Zur selben Zeit als ich mir dieses Morgenritual schuf, habe ich mein Handy aus dem Schlafzimmer verbannt. Die Zeit, die ich jetzt abends nicht noch mal schnell auf Instagram, tagesschau.de, wetter.com oder YouTube verbringe, entspricht wahrscheinlich letztlich genau der Zeit, die ich mir am Morgen schenke. Als ich das zwei Monate lang gemacht hatte, habe ich mein Ritual mal eine Woche lang weggelassen, weil ich „so im Stress war", viel zu tun hatte, bis spät arbeitete, viele Termine hatte und meinte, den Schlaf zu brauchen. Doch ich habe genau das Falsche weggelassen.

In diesem Zusammenhang noch ein kleiner Tipp: Ich hatte schon früher die Idee, dass so eine morgendliche „Me-Time" eine gute Sache für mich sein könnte. Dann kam irgendwann in den sozialen Netzwerken und diversen Wohlfühl-Magazinen das Wort „Morgenroutine" auf und die Leute begannen wie die Wilden, mitten in der Nacht aufzustehen, um morgens eine halbe Stunde zu lesen, zu joggen, Gymnastik zu machen, ein Tagebuch zu führen, zu meditieren - und das bitte alles und jeden Tag. Als ich das las, wurde mir ganz anders. Wenn ich mir so einen hausgemachten Stress in der Früh auch nur vorstelle ... da bin ich ja schon wieder müde, wenn ich damit fertig bin.

Deshalb: Machen Sie die Regeln, *do it your way*. Und fangen Sie klein an. Wie ich mit meinen 15 Minuten Yoga. Wegen 15 Minuten hätte ich früher gar nicht angefangen. In Summe sind das aber von Montag bis Freitag 75 Minuten, 75 Minuten mehr als vor meiner morgendlichen Me-Time. Natürlich hat sich mein Kritiker zu Wort gemeldet und sich gleich eingemischt und mir erzählt, dass eine Viertelstunde ja wirklich gar nichts sei, dass es sich ja gar nicht lohne, dafür die Matte auszurollen. „Stopp!", habe ich mir gedacht. „Klappe halten!" Und die Matte ausgerollt. Ich habe sein dummes Miesmachergerede einfach ignoriert. Und wissen Sie was: Das war gut so. Denn er hat unrecht. Ich mache das jetzt seit einigen Monaten und fühle mich beweglicher, habe weniger Rückenschmerzen und morgens stets gute Laune.

Überlegen Sie sich, was Ihnen guttäte in Ihrem Tagesverlauf. Haben Sie eine spontane Idee? Ein Gefühl, was Sie erden würde? Eine ganz persönliche Morgenroutine? Eine ruhige Abendstunde für sich? Ein Spaziergang vor dem Abendessen? Eine Runde mit Ihrer Laufgruppe? Wenn Ihnen auf Anhieb nichts einfällt, hilft Ihnen vielleicht die Übung auf Seite 92, in der es darum geht, wie Sie Ihre eigenen Bedürfnisse besser kennenlernen können.

Doch nun geht es erst mal darum, dass Sie beginnen, sich ganz gezielt gut um sich selbst zu kümmern. Üben Sie sich darin, sich zu verwöhnen. Und damit Sie nicht die Ausrede vorschieben, dass Sie ja gar keine Bedürfnisse haben oder sie noch nicht kennen und dass Sie so, wie es ist, ganz zufrieden sind, bekommen Sie jetzt von mir drei Aufgaben für die kommenden 20 Tage.

1. Schenken Sie sich jeden Morgen, wenn Sie aufstehen, erst einmal eine Umarmung. Geht nicht, meinen Sie? Doch,

das geht. Kreuzen Sie Ihre Arme vor der Brust, legen Sie Ihre Hände auf die Schultern und drücken Sie sich mal ganz fest. Vielleicht finden Sie das die ersten Male eigenartig und machen es nur mechanisch. Aber Sie werden sehen: Sie werden von Tag zu Tag besser und die Geste wird mit jedem Mal natürlicher. Wenn Sie Übung darin gewinnen, sich selbst eine Umarmung zu schenken, werden Sie diese abrufen können, wenn Sie dringend eine brauchen. Dann können Sie sich in harten Zeiten selbst mal feste drücken und so zu neuer Kraft kommen.

2. Sobald Ihnen morgens der erste Spiegel in Ihrer Wohnung begegnet, lächeln Sie sich aus vollem Herzen an. Schenken Sie sich ein freundliches, wohlwollendes Lächeln. Damit Sie dieses kleine Morgenritual verinnerlichen, empfehle ich Ihnen anfangs eine kleine Erinnerung. Kleben Sie sich ein Post-it mit einem Smiley oder irgendwas, das Sie daran erinnert, an Ihren Nachttisch oder Ihre Schlafzimmertür. Sie werden sehen, schon nach wenigen Tagen finden Sie Gefallen an dieser morgendlichen Freundlichkeitsdusche und lächeln sich immer ehrlicher an. Denn aus der Hirnforschung wissen wir, dass sich Körper und Geist gegenseitig beeinflussen. So wie unser Gehirn, wenn wir uns freuen, Signale aussendet, die uns lächeln lassen, wirkt auch das Lächeln positiv auf die Botenstoffe in unserem Gehirn. Forschungen, u. a. an der Universität Maryland, haben zweifelsfrei bewiesen, dass schon ein leichtes Lächeln in der Lage ist, die Produktion von Glückshormonen in unserem Gehirn auszulösen.

Wenn Sie mögen, können Sie die Übung auch noch steigern und mal genauer hinsehen, was für einem tollen Menschen Sie da gerade zulächeln und sich vielleicht sogar ein Kompliment machen.

3. Überlegen Sie sich für die nächsten 20 Tage für jeden Tag eine kleine Überraschung für sich. Es muss nichts Großes sein. Womit würden Sie Ihre Lieben verwöhnen? Ein Cappuccino in der Sonne, ein Kaffee im Bett, ein Schaumbad, ein Stück Kuchen am Nachmittag, das Lieblingsessen kochen, eine neue CD oder Playlist mit ihrer Lieblingsmusik? Sie sind die Expertin oder der Experte für sich, Sie wissen, was Sie mögen, was Sie genießen. Also los!

Natürlich können Sie sich auch 20 Tage lang mit der immer gleichen Überraschung beglücken oder immer dieselben abwechseln. Hauptsache, Sie machen sich eine Freude. Und bitte halten Sie Ihr kleines Glück fest, nach dem folgenden Muster. Dann können Sie künftig in schlechteren Zeiten darauf zurückgreifen und ganz einfach hier nachschlagen, was Ihnen Freude macht.

Freitag, 9. April:
Womit habe ich mir heute eine Freude gemacht?
Ich habe vor dem Schreiben den Tag mit einem digitalen Kaffeeplausch mit meiner wunderbaren Kollegin Tanja Peters begonnen.

20 Tage Alltags-Glück:

Tag 1

Tag 2

Tag 3

Tag 4

Tag 5

Tag 6

Tag 7

Tag 8

Tag 9

Tag 10

Tag 11

Tag 12

Tag 13

Tag 14

Tag 15

Tag 16

Tag 17

Tag 18

Tag 19

Tag 20

Eine weitere ganz wunderbare Art, an der Selbstliebe zu arbeiten, ist die Metta-Meditation, die auch unter dem Namen Liebende-Güte- oder Loving-Kindness-Meditation bekannt ist. Tun Sie mir den Gefallen, lesen Sie erst mal weiter, auch wenn Sie ein Meditationsmuffel sind. Metta kommt aus der mittelindischen Sprache Pali und kann mit Freundschaft, Freundlichkeit, Güte übersetzt werden.

In der Metta-Meditation, die zu den ältesten buddhistischen Meditationspraktiken zählt, geht es um eine wohlwollende, liebevolle Haltung sich selbst, allen Lebewesen, der Welt und dem Universum gegenüber. Wenn Sie damit beginnen wollen, aktiv freundlicher und liebevoller mit sich selbst umzugehen, ist diese Meditationspraxis ideal. Hinzu kommt, dass sie sich in mehreren psychologischen Studien, u. a. von Barbara Fredrickson, als förderlich für die Entwicklung positiver Gefühle erwiesen hat. Sie könnten also gleich zwei Fliegen mit einer Klappe schlagen.

Auch abgesehen von Ihrem aktuellen Anti-Erschöpfungs-Trainingsprogramm hat das Meditieren übrigens viele positive Nebenwirkungen: In mittlerweile zahlreichen Untersuchungen wurde zum Beispiel nachgewiesen, dass regelmäßiges Meditieren sich positiv auf Konzentrationsfähigkeit, Muskeltonus, Schlaf und das Herz-Kreislauf-System auswirkt.

Metta ist eine sehr schöne Einstiegsmeditation. Wenn Sie im Meditieren nicht geübt sind, empfehle ich Ihnen, möglichst sanft anzufangen. Lassen Sie es nicht schon an der

Meditationshaltung scheitern: Setzen oder legen Sie sich bequem hin und stellen Sie sich den Wecker anfangs auf 7 bis maximal 10 Minuten. Sie haben es inzwischen sicher schon mitbekommen: Ich bin immer für einen barrierefreien Einstieg, damit es möglichst wenig Ausreden und Hindernisse gibt. Wenn Sie sich nicht damit wohlfühlen, in der Stille zu meditieren, machen Sie sich sanfte Meditationsmusik, etwa Naturgeräusche an. Sie finden entsprechende Titel in einer eigens für Sie zusammengestellten Playlist mit dem Titel Burnout für Fortgeschrittene bei Spotify (https://spoti.fi/3Bg3MvF).

Konzentrieren Sie sich auf Ihren Atem und bringen Sie sich in ein gutes Gefühl. Denken Sie an eine besonders schöne Situation oder einen Menschen, den Sie lieben. Verabschieden Sie dann die Situation oder den Menschen, aber bleiben Sie in diesem Gefühl der Zuneigung oder Liebe. Und dann wiederholen Sie laut oder in Gedanken die folgenden Sätze:

Möge ich glücklich sein.
Möge ich sicher und geborgen sein.
Möge ich gesund sein.
Möge ich mit Leichtigkeit durchs Leben gehen.

Als Nächstes denken Sie bitte an einen Menschen, den Sie lieben oder der Ihnen nahesteht. Senden Sie nun bitte laut oder in Gedanken die obigen Sätze an diesen Herzensmenschen:

Möge ...... glücklich sein.
Möge ...... sicher und geborgen sein.
Möge ...... gesund sein.
Möge ...... mit Leichtigkeit durchs Leben gehen.

Danach denken Sie bitte an eine Person, mit der es gerade eher schwierig ist, und senden ihr die vier Sätze.

Möge ..... glücklich sein.
etc.

Und zu guter Letzt fassen wir alles zusammen:

Mögen ich und alle Menschen glücklich sein.
etc.

Wenn Sie die Meditation gerne geführt machen möchten, finden Sie unter www.burnout-fuer-fortgeschrittene.de eine Audiodatei.

Traun Sie sich, vertraun Sie sich!

Sich selbst ein gesundes Maß an Wertschätzung entgegenzubringen, ist die Voraussetzung, um sich selbst (wieder) zu vertrauen. Denn jemandem, den Sie nicht wertschätzen oder dem Sie nichts zutrauen, würden Sie doch sicher nicht Ihr Leben oder das eines geliebten Menschen in die Hand geben, oder? Eben. Lassen Sie uns also den Blick darauf richten, was Sie ausmacht, wer Sie sind und was Sie können, und das entsprechend wertschätzen, damit Sie sich auf dieser Basis neu vertrauen lernen.

Das Selbstvertrauen ist bei einem Burn-out-Syndrom meist stark in Mitleidenschaft gezogen. Die der Erkrankung vorausgehende dauernde Überforderung, die Betroffene ständig in dem Glauben lässt, nicht alles geschafft zu haben, nicht gut genug gewesen zu sein, hinterlässt ihre Spuren. Je weiter man in die Erschöpfung gerät, desto weniger leistungsfähig wird man. Da man das aber in der Regel nicht zeigen oder zugeben will, strengt man sich noch mehr an und schafft trotzdem nicht das gewünschte Maß. Und jedes einzelne Mal des gefühlten oder tatsächlichen Nicht-Schaffens nagt an unserem Selbstvertrauen.

Bildlich können Sie sich das vorstellen wie einen Baumstamm, der von einem Biber angenagt wurde. Ist er nur ein bisschen angenagt, kann der Baum noch stehen und wird die Verletzung verkraften. Sie wird als Narbe bleiben, aber der Baum kann weiter wachsen und gedeihen. Wenn der Biber jedoch weiter und weiter nagt, fällt der Baum irgendwann um. Ähnlich ist das mit dem Selbstvertrauen. Wenn sich Erlebnisse des Nicht-Schaffens mit Erfolgen abwechseln und man Letztere auch entsprechend wahrnimmt und anerkennt, nimmt das Selbstvertrauen keinen Schaden. Wenn wir hingegen in einem Dauerzustand des Nicht-Schaffens leben, erleben wir uns dauerhaft als nicht wirksam, erleben Frustration, statt der so nötigen Erfolge und verlieren so peu à peu das Vertrauen in uns und unsere Kompetenz. Zu Unrecht. Denn das Nicht-Schaffen lag an der Über-Forderung, an der Über-Lastung, daran, dass man so oft über die Grenzen ging, bis keine Kraft mehr da war. Höchste Zeit also, dass Sie das Nicht-Schaffen ins rechte Licht rücken und das Vertrauen in sich selbst zurückgewinnen.

Erinnern Sie sich an Britta. Vielleicht ist Ihnen aufgefallen, dass sie ganz klar eigene Wünsche hatte, dass sie wusste, warum sie den Schritt in die Selbstständigkeit gehen wollte. Sie hatte sich alles wohl überlegt, das finanzielle Risiko war überschaubar. Trotzdem kam sie nicht in die Umsetzung. Sie gab ihren eigenen Wünschen und auch den von ihr geprüften Fakten weniger Gewicht als den Sätzen anderer, die in ihr ihr Unwesen trieben. Wenn Britta ihren Weg gehen will, muss sie es schaffen, auf sich zu vertrauen, und daran glauben, dass sie weiß, was das Beste für sie ist.

Das ist bei Ihnen nicht anders. Denn das ist die Voraussetzung für ein Leben nach Ihren Vorstellungen. Und dass

Selbstvertrauen ist das erste Geheimnis des Erfolgs.

Ralph Waldo Emerson

Sie ein solches führen möchten, davon gehe ich aus, wenn Sie dieses Buch in Händen halten.

SELBSTVERTRAUEN GEWINNEN

Welchen Menschen vertrauen Sie? Warum vertrauen Sie ihnen? Vielleicht denken Sie jetzt an Ihnen nahestehende Menschen, die Sie (wert)schätzen und die Ihnen wohlgesonnen sind, denen Sie sich bereits anvertraut haben, und/oder an Personen in einer bestimmten Funktion, wie einen Arzt oder Anwalt, die Sie in relevanten Punkten als kompetent erachten oder erlebt haben.

Egal ob im privaten oder im professionellen Bereich: Vertrauen beruht in der Regel auf Erfahrung, auf guten Erfahrungen, die wir mit jemandem gemacht haben. Nehmen wir ein simples Beispiel: Ich war Anfang 20, als ich mir mein erstes Auto gekauft habe. Einen neun Jahre alten roten Fiat Uno mit rot-weiß-blau karierten Sitzen, den ich mir durch mehrere Semesterferienjobs zusammengespart hatte. Danach war ich pleite – und überglücklich mit meinem freiheitsverheißenden fahrbaren Untersatz. Nach einem Jahr brachte ich das Auto, wie das Scheckheft verlangte, zum Service: Die Querlenker seien kaputt, sagte man mir. Kosten: 1000 DM. Das war ein Viertel des Kaufpreises. So viel Geld hatte ich nicht – ich war ratlos und einigermaßen verzweifelt. Da sagte mir eine Freundin, sie kenne da wen, eine kleine Werkstatt auf dem Land, der mache das bestimmt günstiger.

Ich fuhr also in besagte Werkstatt im schwäbischen Bobingen, sagte, die Querlenker seien kaputt, was das denn koste. Der freundlich-kauzige Mann im Blaumann antwortete mir in breitestem Schwäbisch, nachdem er den Fiat auf der Hebebühne begutachtet hatte: „Die Querlenker san 1A, da fehlt gaaarr nix."

Diese Geschichte habe ich schon zig-mal zum Besten gegeben, und nun findet sie sogar hier Eingang. Warum? Weil der freundliche Mann im Blaumann ja genauso gut hätte sagen können: Okay, mache ich Ihnen für 500 DM. Der aber sah offenbar keine Veranlassung, ein junges Mädel, das sich das Auto zusammengespart hatte, über den Tisch zu ziehen, verlangte nicht mal was für seine Diagnose und schickte mich glücklich weiter. Danke, Herr Fendt, das werde ich Ihnen nie vergessen!

Was ist die Moral von der Geschichte? Ich habe diesem Mechaniker von da an blind vertraut. Er hatte einen Vertrauensvorschuss, weil ich wusste, er ist ehrlich zu mir.

Mit diesem sehr praktischen Beispiel möchte Sie jetzt einladen, in sich zu gehen und sich zu erinnern, was Sie für gute Erfahrungen gemacht haben – und zwar mit sich selbst. Ich möchte, dass Sie Erlebnisse und Erfahrungen zusammentragen, um sich selbst einen Vertrauensvorschuss für die Zukunft geben zu können.

Worin sind Sie gut? Wann haben Sie eine gute Entscheidung getroffen? Worauf können Sie stolz sein? Warum vertrauen Menschen Ihnen?

Sind Sie gut im Zuhören oder Analysieren? Kann man sich auf Sie verlassen? Sind Sie ein guter Vater oder eine gute Mutter? Eine gute Tochter, ein guter Ehemann oder ein guter Freund? Was für herausfordernde Situationen haben Sie gemeistert? Sind Sie integer oder verschwiegen? Überlegen Sie mal, und tragen Sie diese Eigenschaften in die folgende Liste ein:

Worin sind Sie gut?

Wo haben Sie eine gute, kluge oder richtige Entscheidung getroffen?

Worauf können Sie stolz sein?

Warum vertrauen Menschen Ihnen?

Bei welchen Gelegenheiten konnten Sie selbst oder andere sich auf Sie verlassen?

Wenn Sie die obigen Fragen beantwortet haben, lesen Sie die Antworten bitte in aller Ruhe Wort für Wort noch einmal durch und lassen Sie auf sich wirken, was dort steht. Wie fühlt es sich an, so auf Ihre guten Eigenschaften und Erfolge zu blicken?

Ich hoffe, es macht Sie stolz und zaubert Ihnen ein Lächeln ins Gesicht.

Können Sie sich vorstellen, einem Menschen mit diesen Eigenschaften und Erfahrungen Ihr volles Vertrauen zu schenken? Wenn Sie noch nicht überzeugt sind, habe ich einen Tipp für Sie: Führen Sie sich Ihre guten Eigenschaften und Erfolge vor Augen. Suchen Sie sich aus der obigen Liste drei Highlights aus, die Ihnen am wichtigsten oder am kostbarsten sind. Und die schreiben Sie sich jetzt auf eine Karte, und diese Karte hängen Sie an die Girlande, über Ihren Schreibtisch, an den Spiegel oder an den Kühlschrank. Sie wissen ja inzwischen: Wenn Sie das jeden Tag lesen, werden Sie es verinnerlichen.

Ich möchte Ihnen noch eine Übung mitgeben, die Ihnen hilft, wieder mehr Vertrauen in sich selbst zu gewinnen. Ich habe sie 2019 bei einem Workshop mit Robert Biswas-Diener kennengelernt, *dem* Experten auf dem Gebiet Positives Coaching.

Stellen Sie sich Ihr Leben auf einem Zeitstrahl vor:

GEBURT → HEUTE

Bitte denken Sie an die drei herausforderndsten Situationen, die Sie in Ihrem Leben gemeistert haben, und tragen Sie sie mit einer Markierung auf dem Zeitstrahl und einem Stichwort dazu ein.

Bitte sehen Sie sich nun diese Situationen genauer an:

Situation 1: ____________________

Welche Eigenschaften haben Ihnen dabei geholfen, diese Situation zu meistern?

Worin haben diese Eigenschaften sich gezeigt?

Wer oder was hat Ihnen dabei geholfen?

Situation 2: ____

Welche Eigenschaften haben Ihnen dabei geholfen, diese Situation zu meistern?

Worin haben diese Eigenschaften sich gezeigt?

Wer oder was hat Ihnen dabei geholfen?

Situation 3: ____

Welche Eigenschaften haben Ihnen dabei geholfen, diese Situation zu meistern?

Worin haben diese Eigenschaften sich gezeigt?

Wer oder was hat Ihnen dabei geholfen?

Wer nie scheitert, der entwickelt sich nicht und kann auch nicht glücklich werden, denn ihm fehlt die Erfahrung der inneren Stärke.

Martin Seligman

Vielleicht haben Sie Lust, noch eine weitere Karte zu beschriften, oder Sie belassen es einfach dabei, sich zu freuen, was Sie dort lesen. Wir werden jedenfalls noch einmal darauf zurückkommen, wenn es später um Ihre Ressourcen und Stärken geht.

Sie haben nun in den vorangehenden Übungen ganz gezielt den Blick darauf gerichtet, was Sie schon alles erreicht und geschafft haben in Ihrem Leben. Ich habe Sie gebeten, das zu tun, um sich Ihre Fähigkeiten und Kompetenzen vor Augen zu führen. Damit Sie sehen, dass Sie sich auf sich selbst verlassen können, dass es in der Vergangenheit eine Menge Gelegenheiten gab, die die Basis für Ihren Vertrauensvorschuss sich selbst gegenüber bilden.

Und nun kommen wir zum nächsten Schritt in Sachen Selbstvertrauen, ins Heute, oder genauer ins Hier und Jetzt. Neben dem Vertrauensvorschuss - ich weiß, dass ich mich auf mich selbst verlassen kann, das habe ich oft genug bewiesen - brauchen wir nämlich auch noch das Vertrauen darauf, dass wir wissen, was gut für uns ist.

Dafür ist es nötig, innezuhalten und in uns hineinzulauschen. Und damit das, was es dort zu hören gibt, nicht im Getöse des Alltags untergeht, ist es hilfreich, das Gehör nach innen zu schulen, und das geht ganz wunderbar durch das Praktizieren von Achtsamkeit.

Falls Sie jetzt die Augen verdrehen und am liebsten gleich weiterblättern wollen: Warten Sie bitte. Ich erlebe immer wieder Klienten, die sich bereits ohne Erfolg in Achtsamkeitsübungen versucht haben und sie deshalb ablehnen. Das ist schade, denn Achtsamkeit ist tatsächlich eine Wunderwaffe.

Achtsamkeit lässt sich auf viele Arten trainieren, auch, aber nicht nur als klassisches MBSR-Training, mit Körperreisen oder Meditationen. Wir bleiben natürlich bei den positiven Gefühlen und der Freude. Auch hier geht es wieder darum, die für Sie richtige Variante zu finden. Auch in der Natur und im Alltag können Sie ganz wunderbar Achtsamkeit trainieren. Ich bin ein Fan dieser beiden Varianten, die ich auch im Coaching anwende, weil sie sich wieder so schön einfach in den Tagesablauf integrieren lassen.

Achtsamkeit im Freien, wie beispielsweise Waldbaden, ist ein wunderbares Training, um über die Natur mit sich selbst in Kontakt zu kommen. Es ist bestens geeignet für all jene, die Gedankenreisen in Stille nichts abgewinnen können, wirkt hervorragend gegen Stress und schärft alle unsere Sinne. Die Sinne zu schärfen ist eine gute Basis, um unsere Wahrnehmung im Außen und im Innen zu fördern.

Nun hat nicht jeder einen Wald vor der Tür oder regelmäßig Zeit für ein ausgiebiges Waldbad. Deshalb propagiere ich auch gerne Achtsamkeit im Alltag. Die lässt sich zum Beispiel ganz wunderbar beim Kochen praktizieren. Natürlich nicht, wenn es darum geht, möglichst schnell etwas zu essen auf den Tisch zu bringen, sondern dann, wenn man sich die Zeit nimmt, in Ruhe zu kochen. Ich mache das gerne am

Wochenende. Dann genieße ich es, Pizzateig mit den Händen zu kneten oder Zucchini, Karotten und Auberginen achtsam und bewusst in kleine Stücke zu schneiden, statt sie schnellstmöglich und schlampig zu zerkleinern. Ich erfreue mich an den Farben, nehme den Geruch wahr, ich spüre die unterschiedlichen Texturen in meinen Händen. Was für ein Genuss für die Sinne!

Das geht nicht nur beim Kochen, sondern auch mit ganz anderen Haushaltstätigkeiten, wenn Sie sie in Ruhe ausführen. Achtsam die Wäsche zusammenlegen, zum Beispiel, unterschiedliche Stoffe in ihren Händen spüren, achtsam im Garten arbeiten, den Geruch feuchter Erde wahrnehmen etc. Probieren Sie es einmal aus und lassen Sie langsam, und quasi im Vorbeigehen, Achtsamkeit in ihr Leben einziehen. Schärfen Sie damit Ihre Sinne, öffnen Sie Ihren Geist und stärken Sie Ihr Selbstvertrauen.

Leo spürt sich nicht

Leo, 53, ist seit einem halben Jahr wieder im Job. Er wurde wegen einer Erschöpfungsdepression in einer Klinik behandelt. Leo ist ein Macher, selbstständig, und ist nach dem Klinikaufenthalt übergangslos zurück in den Job. Er hat sozusagen die Fassade sofort wieder auf Hochglanz poliert, keiner sollte merken, dass etwas nicht stimmt. Schließlich ist er belastbar, musste nur mal ein paar Wochen die Füße hochlegen. In der ersten Zeit funktioniert das So-weitermachen-wie-zuvor auch ganz gut. Doch nach drei Monaten beginnen seine psychosomatischen Beschwerden wie alte Bekannte wieder vorbeizuschauen. Er schläft schlecht, hat dauernd Sodbrennen und Magenschmerzen, raucht und trinkt wieder zu viel. Er ruft mich auf Empfehlung einer Mitpatientin aus seiner Klinik an und kommt zum Coaching. Ich schlage vor, in einer Standortbestimmung eine Bestandsaufnahme zu machen und zu sehen, was genau die Belastungssituationen sind. Doch wir kommen zu keinem befriedigenden Ergebnis, denn Leo spürt sich nicht. Ich frage ihn, ob er es schon mal mit Achtsamkeitsübungen oder Meditation versucht habe. Er verdreht die Augen, sagt, das sei nichts für ihn, das habe ihn schon in der Klinik genervt. Ich erzähle ihm vom Waldbaden, einem Achtsamkeitstraining im Wald, das für Achtsamkeitsmuffel perfekt geeignet ist. Er erklärt sich bereit, es zu probieren. Also machen wir unseren nächsten Termin im Wald. Mit geführten Übungen, die die Sinne ansprechen, bringe ich Leo ins Fühlen. Durch die Schärfung der Sinne übers Sehen und Hören spürt er auch seinen Körper besser. In einem anschließenden Coachinggespräch im Gehen kann Leo mir beschreiben, wie sich die ersten Zeichen seiner Überlastung anfühlen: Es gleicht einem spontan einsetzenden Schwindelgefühl. Gemeinsam entwickeln wir zwei für Leo passende Übungen für seinen Alltag. Eine, um sich besser zu spüren, und eine Erste-Hilfe-Übung für den Schwindel. So schafft er es mit der Zeit, seine Bedürfnisse besser zu erkennen, und ist damit in der Lage, besser für sich zu sorgen.

WAS ICH WILL UND WAS ICH BRAUCHE: EIGENE BEDÜRFNISSE ERKENNEN, ERNST NEHMEN UND KOMMUNIZIEREN

Im Coaching geht es oft darum, was eine Klientin oder ein Klient *will* vom Leben. Wir machen dann eine Bestandsaufnahme und sehen uns die unterschiedlichen Lebensbereiche an: Familie, Beziehung, Freundschaften, Freizeitgestaltung, Verhältnis zu den Kollegen, den Job in all seinen Facetten etc.

Manchmal wird auf diese Art und Weise schnell klar, wo Veränderungswünsche sind und Handlungsbedarf besteht. Doch es gibt auch den Fall, wo auf den ersten Blick alles gut aussieht – und bei genauerer Betrachtung dennoch nicht passt. Dann sagen die Menschen so was wie: „Na ja, passt doch eigentlich", klingen aber so gar nicht nach „passt doch eigentlich".

So war es auch bei Andrea, 54, die mir beim Blick auf ihre Lebensbereiche, die wir auf einem großen Plakat versammelt hatten, sagte: „Ja, also bis auf den Zeitdruck in der Arbeit, der mich schon jetzt bei den paar Stunden am Tag wahnsinnig stresst, ist eigentlich alles in Ordnung." Nur sah sie gar nicht glücklich aus, als sie auf meinem Coachingtisch ihr Leben aus der Vogelperspektive betrachtete.

Dann ist es nötig, ein bisschen genauer hinzusehen beziehungsweise hinzufühlen, um herauszufinden, ob das, was die Bestandsaufnahme ergeben hat, nicht nur rational betrachtet, sondern auch gefühlsmäßig passt. Es gibt Dinge

und Lebensumstände, die klingen von außen betrachtet großartig: als Juristin eine eigene Kanzlei haben, die tolle Altbauwohnung in München-Schwabing, die Sie sich durch Ihren Job leisten können. Aber wirklich großartig sind diese Dinge nur dann, wenn sie Sie auch mit Glück erfüllen. Wenn die erfolgreiche Anwältin ihren Beruf ergriffen hat, weil es der Wunsch der Eltern war, dass sie Jura studiert, sie aber eigentlich lieber mit Kindern arbeiten würde, wird sie vermutlich auf Dauer nicht glücklich werden. Wenn Sie sich zu dem Job, der Ihnen Ihre Traumwohnung finanziert, jeden Tag hin quälen, dann ist die Wohnung vielleicht nur ein goldener Käfig und es lohnt sich, zu hinterfragen, ob sie den inneren Preis, den Sie zahlen, wert ist.
Gerade nach einer Erkrankung oder einer Krise ist es wichtig, bei der Bestandsaufnahme darauf zu achten, ob das, was Sie wollen, und das, was Sie gerade brauchen, miteinander übereinstimmen. Und ob für das, was Sie wollen, Ihre Kräfte aktuell ausreichen.

Bei Andrea stellte sich bei genauerer Betrachtung heraus, dass ihr Privatleben zwar „okay“ war, sie aber nicht erfüllte und so auch nicht wirklich dazu beitragen konnte, ihre Akkus aufzufüllen. Wir begannen also mit Ressourcenarbeit, um herauszufinden, was Andrea in ihrem Leben Kraft gibt. In diesem Zusammenhang erzählte sie mir auch von ihren Hobbys und ihrem Ehrenamt. Als sie davon sprach, war sie allerdings wenig begeistert und wirkte nicht sehr motiviert, sich

Was ich will, ist oft nicht das,
was ich brauche.

Anja Pecoraro

diesen wieder intensiver zuzuwenden. Im weiteren Gespräch stellte sich heraus, dass es alles Dinge waren, die sie vor ihrem Burn-out gern gemacht hatte, aber heute eigentlich zu anstrengend fand. Schließlich zeigte sich, dass sie inzwischen ganz andere Dinge glücklich machten, ihr das nur selbst noch gar nicht so richtig bewusst geworden war. Und so begann sie, statt der alten Gewohnheiten diese neuen Kraftquellen aktiv in ihren Alltag einzubauen.

Ich möchte Sie gern einladen, auch mal eine solche Bestandsaufnahme Ihres Lebens zu machen. Nehmen Sie sich dazu etwa anderthalb Stunden Zeit für sich allein und setzen Sie sich an einen ruhigen Ort, ausgerüstet mit Stiften, Block und einem großen Blatt, am besten DIN A3 oder größer. Falls Sie kein großes Blatt haben, ist das kein Grund, die Übung aufzuschieben. Nehmen Sie einfach zwei DIN-A4-Blätter und kleben Sie sie aneinander.

Beginnen Sie damit, zu überlegen, welche Lebensbereiche Sie haben. Ich habe Ihnen oben ja schon ein paar Anhaltspunkte gegeben, aber nur Sie wissen, welche Bereiche für Sie selbst relevant sind. Wenn Sie diese gesammelt haben, dann nehmen Sie bitte das große Blatt. Legen Sie es am besten quer vor sich hin, malen Sie in die Mitte einen Kreis und dann für jeden Lebensbereich, den Sie haben, eine Skala von 1 bis 10 wie einen Strahl an den Kreis. Das Ganze soll aussehen wie eine Sonne, in etwa so:

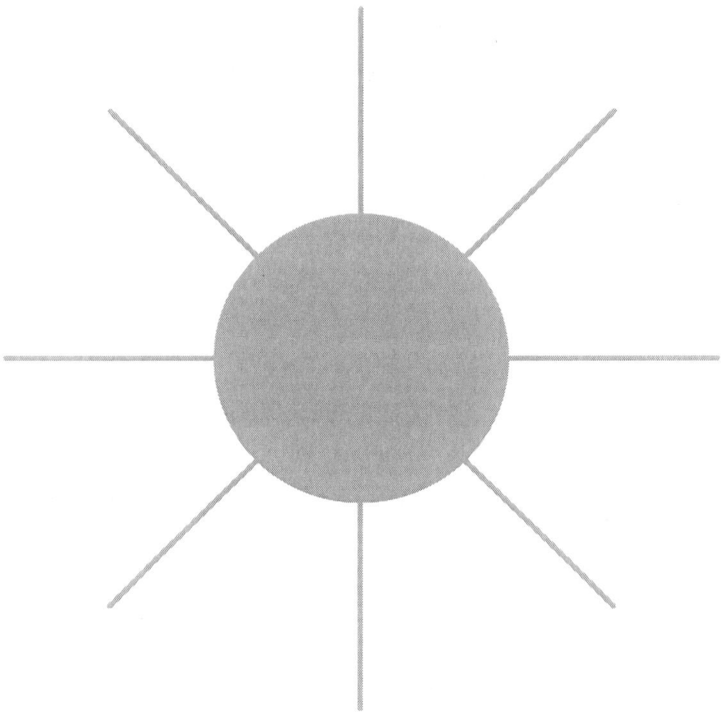

Bevor Sie anfangen, sich die einzelnen Lebensbereiche genauer anzusehen, schauen Sie erst mal hin, was Sie da auf Ihrem Blatt nun sehen. Gefällt Ihnen die Sonne Ihres Lebens so? Was empfinden Sie bei diesem Draufblick auf Ihr Leben? Fehlen Ihnen Strahlen, die Sie noch gerne hätten? Oder gibt es vielleicht welche, auf die Sie am liebsten ganz verzichten würden? Machen Sie sich gleich ein paar Notizen, wenn es etwas gibt, das Sie auf dem Bild gerne sehen würden, oder wenn Ihnen beim Blick auf einen bestimmten Bereich mulmig wird.

Als Nächstes möchte ich Sie bitten, sich einen Bereich nach dem anderen ganz genau anzusehen. Schauen Sie, ob das, was dort ist, zu Ihren Bedürfnissen passt.

Stellen Sie sich bei jedem Strahl die folgenden Fragen:

- Wie geht es mir in diesem Bereich?
- Trägt dieser Bereich zu Glück und Erfüllung in meinem Leben bei?
- Mache ich das, was ich dort tue, gerne oder nur aus Gewohnheit oder als Gefälligkeit für jemand anderen?
- Kann ich in diesem Bereich meine Stärken leben?
- Zahlt dieser Bereich auf die Erfüllung der PERMA-Faktoren (siehe Seite 29) in meinem Leben ein?
- Kann ich hier ich selbst sein oder muss ich mich häufig verbiegen oder verstellen?
- Wie selbstbestimmt bin ich in diesem Lebensbereich oder in dieser Beziehung?

Wenn Sie all diese Fragen für einen Strahl beantwortet haben, dann schauen Sie mal, was - wenn Sie alles zusammennehmen - auf einer Skala von 1 bis 10 herauskommt. 10 heißt, Sie sind sehr zufrieden in diesem Lebensbereich, 1 heißt, es gibt noch sehr, sehr viel Luft nach oben. Machen Sie jeweils ein Kreuz auf der Skala und schreiben Sie sich am besten gleich ein paar Stichworte um die Strahlen herum: alles, was toll ist in diesem Bereich, in einer bunten Farbe, die Ihnen gefällt, und mit Bleistift oder in einer neutralen Farbe, die Dinge, die Sie anstrengen, belasten.

Wenn Sie sich so alle Bereiche detailliert angesehen haben, dann nehmen Sie sich einen Stift und verbinden Sie die Punkte miteinander. Auf diese Art und Weise sehen Sie schnell, wo es nicht rund läuft und wo Sie etwas für sich tun können.

In die Dellen, die an einzelnen Stellen entstehen können, schreiben Sie nun bitte, was Sie sich an dieser Stelle wünschen würden. Womit würden Sie diese Lücke gerne füllen? Trauen Sie sich ruhig, groß zu träumen.

Wenn Sie das alles erledigt haben, ist erst mal Zeit für eine Pause. Lassen Sie Ihr Werk liegen und schlafen Sie mindestens einmal darüber.

Dann holen Sie es sich in einer ruhigen Stunde wieder hervor und schauen mal, was Sie sehen. Wie fühlt es sich an, auf diese Bestandsaufnahme zu blicken? Und was empfinden Sie, wenn Sie auf die Wünsche schauen? Lösen sie ein freudiges Gefühl in Ihnen aus? Bekommen Sie Lust, was auch immer da steht, in die Tat umzusetzen? Ich hoffe es. Denn darum geht es jetzt hier Schritt für Schritt und Kapitel für Kapitel.

Wenn Sie noch nicht so weit sind, fröhlich und zuversichtlich auf Ihre Wünsche zu blicken, dann forschen Sie mal nach, warum das so ist. Lässt Sie der Blick darauf eher verzagen, weil Sie denken: „Wäre schön, aber geht ja eh nicht." Falls das der Fall sein sollte, hören Sie mal genau hin, wer da spricht. Hat sich Ihr Kritiker etwa wieder ungefragt zu Wort gemeldet? Oder ein anderes wenig konstruktives Mitglied Ihres inneren Teams? Dann wissen Sie ja, was zu tun ist!

Möglicherweise ist es auch so, dass Sie Ihre Wünsche als Spinnerei abtun und selbst nicht ernst nehmen. Dann hören Sie bitte einmal genau hin, was da mitschwingt. Wurden Sie früher vielleicht krittelnd als Träumerin oder Träumer bezeichnet? Manchmal sind es solche tief verwurzelten Überzeugungen, die uns anerzogen wurden und die uns im Erwachsenenleben hindern, uns bestimmte Dinge zu erlauben. Wenn Sie sich darin wiedererkennen, dann blättern Sie schon mal vor zum Kapitel „Ent-täuschen Sie sich" (siehe Seite 121) und schauen Sie, ob Ihre Altlasten ein Grund dafür sein könnten, dass Sie sich diese positiven Veränderungen nicht vorstellen können. Eine Vision von unseren Wünschen und Träumen zu haben ist ganz wichtig, um erfolgreich in die Umsetzung zu kommen. Nur, wenn wir selbst von unseren Wünschen und Träumen überzeugt sind, wenn wir uns an diesem Wunschziel sehen, wenn wir uns gewiss sind, dass uns dieser Traum zusteht, wir es wert sind und ihn verdienen, können wir auch anderen gegenüber für unsere Wünsche einstehen. Nur, wenn wir selbst unsere Bedürfnisse ernst nehmen, sind wir in der Lage, sie so zu kommunizieren, dass auch unser Gegenüber sie ernst nehmen wird. Das belegt die Gehirnforschung, und ich kann es sowohl aus eigener Erfahrung als auch aus Coachings bestätigen.

Die Klarheit Ihrer Aussage bestimmt die Reaktion Ihres Gegenübers und ist somit die Grundlage für eine gute Kommunikation Ihrer Bedürfnisse. Viele meiner Klienten haben Sorge, auf Ablehnung zu stoßen, wenn sie ihre eigenen Bedürfnisse klar kommunizieren und die Erwartungen der anderen plötzlich nicht mehr jederzeit erfüllen. Klarheit ist aber die beste Voraussetzung dafür, dass Ihre Botschaft richtig ankommt. Wenn Sie trotzdem auf Unverständnis stoßen, hilft es oft, klarzumachen, dass Ihr Nein nicht gegen Ihr Gegenüber gerichtet ist. Es ist ein Ja zu Ihnen selbst, wie Tanja Peters in ihrem Buch *Mutmuskeltraining* schreibt, und das ist für Sie jetzt im wahrsten Sinne des Wortes not-wendig. Menschen, die Sie schätzen und die Ihnen Wohl wollen, werden Sie deshalb nicht verurteilen. Vielleicht müssen diese Menschen sich erst daran gewöhnen, weil sie es bisher nicht kannten, dass Sie für Ihre Bedürfnisse eintreten.

Wenn Sie immer wieder bei denselben Personen auf Unverständnis und Ablehnung treffen, dann lohnt es sich, sich diese Beziehungen genauer anzusehen. Doch dazu kommen wir später noch einmal.

Jetzt geht es erst mal darum, Ihre eigenen Bedürfnisse über die der anderen zu stellen, sie ernst zu nehmen und selbst-sicher für sie einzustehen. Sie werden sehen, es wird mit jedem Mal leichter. Und irgendwann beginnt es, richtig Spaß zu machen.

Sandras klares Nein

Meine Klientin Sandra, 40, erzählte mir von ihrer Freundin Hannah, die eine wichtige Vertrauensperson für sie war, die ihr Kraft gab, aber zu ihrem Leidwesen auch dazu neigte, sie zu überreden, wenn sie zu einer gemeinsamen Unternehmung keine Lust hatte. Das mochte sie gar nicht.

Nach zwei Monaten, gegen Ende unseres Coachingprozesses, kam Sandra ganz aufgeregt und freudig und sagte, sie müsse mir etwas erzählen. Als Hannah sie am Wochenende gefragt hatte, ob sie etwas mit ihr unternehmen wolle, hatte sie ihr gesagt, dass es ihr zu viel sei. Hannah hatte daraufhin nicht versucht, sie zu überreden.

Sie war froh darüber, aber so verwundert, dass sie Hannah darauf ansprach. Sie fragte ihre Freundin augenzwinkernd, was denn aus ihren Überredungskünsten geworden sei. Als sie ihre Antwort hörte, war sie baff und stolz zugleich. Hannah sagte ihr, sie habe keine Möglichkeit gesehen, sie zu überreden, weil sie ganz klar Nein gesagt habe. Früher, so erklärte sie ihr, habe immer so viel Unsicherheit in ihrem Nein gelegen, dass sie noch Chancen gewittert habe, jetzt sei sie viel klarer darin, was sie wolle.

Im Laufe des Wiedereingliederungscoachings, das Sandra bei mir machte, waren Abgrenzung und Nein sagen immer wieder Thema gewesen. An diesem Beispiel wurden ihre Erfolge für Sandra ganz klar sichtbar. Es machte sie richtig glücklich und gab ihr Vertrauen, auch künftig besser für ihre Bedürfnisse einstehen zu können. Diese Coachingstunde werde ich sicher nie vergessen.

Loslassen, um das Steuer in die Hand zu nehmen

Was andere Menschen über Sie denken, geht Sie nichts an

„Du weißt doch: Was andere über dich denken, geht dich nichts an." Diesen Satz, dessen Urheber mir leider nicht bekannt ist, habe ich wieder und wieder von einem Freund gehört. Besonders häufig im Zusammenhang mit meiner Selbstständigkeit, bei der auch ich mit einigen hinderlichen Glaubenssätzen zu kämpfen hatte.

Er wiederholte ihn so oft, bis ich die Botschaft verinnerlicht hatte: Hör auf, dir darüber Gedanken zu machen, was andere Menschen von dir denken. Im Grunde ist das eine gute Einstellung, denn in der Regel weiß man ja gar nicht so genau, was andere denken. Ein anderer Satz, der seit vielen

Jahren in Kalligrafie auf einer Postkarte in meinem Bücherregal steht, passt dazu: „Glaube nicht alles, was du denkst."

Vereinigt könnten diese beiden Botschaften lauten: „Schere dich nicht darum, was andere Menschen *vermeintlich* von dir denken." Abgesehen davon, dass es bei näherer Betrachtung wirklich nicht jeden etwas angeht, was man über ihn denkt - überlegen Sie mal: Wollten Sie, dass alle Menschen wüssten, was Sie über sie denken? -, ist das, was wir im Kopf der anderen vermuten, oft schlichtweg falsch. Und manchmal nehmen wir uns, gerade in dieser Hinsicht, auch zu wichtig. Denn andere machen sich über uns und unser Verhalten meist gar nicht so viele Gedanken, wie wir meinen. Während wir noch darüber nachgrübeln, wie es wohl angekommen ist, dass wir dieses oder jenes abgelehnt haben, ob der andere uns das jetzt übel nimmt oder uns vielleicht nicht mehr so gern hat wie vorher, hat der das Thema längst ad acta gelegt und ist gedanklich schon beim nächsten oder übernächsten.

Lassen Sie uns das gleich mal praktisch betrachten: Bitte stellen Sie sich eine Situation vor, in der Sie genau so ein Kopfkino hatten. Holen Sie sich eine Gelegenheit vor Ihr geistiges Auge, bei der Sie etwas getan haben, was Sie für folgenreich hielten, und fragen Sie sich: Wie war die Ausgangssituation? Was haben Sie getan? Wie war die Reaktion Ihres Gegenübers? Was waren Ihre Bedenken und Sorgen? Was war die Folge?

Die Freiheit des Menschen liegt nicht darin, dass er tun kann, was er will, sondern, dass er nicht tun muss, was er nicht will.

Jean-Jacques Rousseau

Ich gebe Ihnen ein Beispiel:

Die Ausgangssituation

Simon, 49, ist Redakteur bei einer Tageszeitung und arbeitet im Bereich Lokales, weshalb er häufig auf Außenterminen ist und oft kurzfristig Überstunden machen muss. Schon in der dritten Woche der Wiedereingliederung nach einer Erkrankung arbeitet er fast Vollzeit, obwohl die vereinbarte Stundenzahl bei 20 liegt. Da er noch einige Wochen auf einen Therapieplatz warten muss, überbrückt er die Zeit mit einem Coaching bei mir. Ich empfehle ihm, das Thema zeitnah anzusprechen und den Verantwortlichen die Situation zu schildern. Simon fühlt sich mies, ihm graut vor dem Gespräch. Er war 12 Wochen arbeitsunfähig. Schon wegen dieser Zeit hat er ein schlechtes Gewissen, weil seine Kollegen erhebliche Mehrarbeit leisten mussten. Nun kommt er sich schäbig vor, wenn er das Pensum auch jetzt nicht schafft oder noch herunterschrauben will. Er merkt aber, dass es so nicht weitergehen kann, weil er schon wieder das Gefühl hat, weit über seine Grenzen zu gehen und alles nicht zu schaffen – was ihn wiederum erschöpft und zusätzlich frustriert. Er sieht ein, dass er handeln muss, auch wenn ihm das gar nicht behagt. Gemeinsam bereiten wir das Gespräch vor.

Was hat er getan?

Simon bat am nächsten Tag seinen Chef um einen Gesprächstermin, den er auch umgehend bekam. Er schilderte sachlich die Situation, sagte, dass er fast doppelt so viel arbeite, wie vereinbart, und bat darum, nach einer Lösung zu suchen.

Die Reaktion des Gegenübers

Simons Chef seufzte, sagte, das gehe natürlich nicht, und versprach, sich bis Montag eine Lösung zu überlegen. Nach dem Wochenende kam der Chef auf ihn zu und schlug ihm vor, in der Zeit der Wiedereingliederung keine Außentermine wahrzunehmen und eine Art Innendienst zu übernehmen. Statt Simon wurde der Volontär auf Veranstaltungen geschickt.

Simon hatte sich Sorgen gemacht, dass der Chef und die Kollegen verärgert sein würden und ihn für faul oder nicht belastbar halten könnten. Beides war nicht der Fall. Im Gegenteil, der Chef thematisierte die Sache in der nächsten Redaktionssitzung. Der Volontär freute sich, mehr Außendienst machen zu können. Die Kollegen reagierten verständnisvoll. Der Chef nahm seine Führungsaufgabe ernst und regelte die Angelegenheit so, dass der Laden lief.

Bitte überlegen Sie sich anhand der Fragen eine entsprechende Situation in Ihrem Leben. Es kann genauso gut ein privates Thema sein. Können Sie sich erinnern, was Ihre Befürchtungen waren? Haben Sie sich bewahrheitet?

Die Ausgangssituation

Was haben Sie getan?

Die Reaktion Ihres Gegenübers

Was waren Ihre Bedenken?

Was war die Folge?

Im Coaching bereite ich mit meinen Kunden solche Gespräche gründlich vor. Wenn ein Klient Sorge vor einem Gespräch oder einem bestimmten Schritt hat, sehen wir uns diese Bedenken ganz genau an. Wir schreiben Sie alle auf ein großes Blatt, jedes in eine gezeichnete Wolke, und besprechen sie: Stellen diese Bedenken ernsthafte Hindernisse dar? Lassen sie sich entschärfen? Oder sind sie vielleicht nur Kopfkino? So wird klar, ob es sich um bedrohliche Gewitterwolken handelt, gegen die man sich mit entsprechendem Schutz wappnen muss, um kleine Quellwölkchen, die sich womöglich wieder auflösen, oder um harmlose Schäfchenwolken, die man einfach vorbeiziehen lassen kann.

Probieren Sie es mal aus: Führen Sie sich Ihre Bedenken vor Augen, und dann argumentieren Sie dagegen. Ganz besonders schön ist es, in diesem Zusammenhang auf Ihre eigenen Stärken (siehe Seite 151) zurückzugreifen und diese aktiv für sich selbst einzusetzen.

ERWARTUNGEN ANDERER LOSLASSEN

„Wenn Sie etwas tun, nur um andere nicht zu verletzen, verletzen Sie damit meistens sich selbst." Diesen Satz sagte mal ein Co-Therapeut in der Klinik zu mir. Ich brauchte eine Weile, bis ich verstand, was er mir damit sagen wollte: Ich hatte immer wieder die Erwartungen und Bedürfnisse anderer über meine eigenen gestellt - und mich damit so oft selbst „verletzt", dass ich davon irgendwann krank wurde. Weil ich viele Jahre lang meinen Wert als Mensch über Leistung definiert hatte. Weil ich viel zu lange tief in mir verborgen die unbewusste Überzeugung hegte, ich sei nicht gut genug und müsse mich daher besonders anstrengen. Diese Überzeugung trieb in Form eines Glaubenssatzes ihr Unwesen in mir und mich in die Überforderung.

Wenn wir uns über Erwartungen anderer unterhalten, ist es gut, sich erst mal darüber klar zu werden, ob diese Erwartungen tatsächlich vorhanden oder, ähnlich den Bedenken-Wolken, vielleicht nur Kopfkino sind. Wir sehen uns das im Kapitel „Weg mit den Altlasten" (siehe Seite 124) noch genauer an, da Glaubenssätze und verinnerlichte Wahrheiten oft dem Thema Erwartungen zugrunde liegen.

Nehmen wir auch hier ein Praxisbeispiel aus dem Coaching zu Hilfe, um es noch anschaulicher zu machen.

Häufig sagen Klienten Dinge zu mir wie: „Ich *muss* viele Überstunden machen." Ich frage dann meistens genauer nach:

„Wer hat das denn angeordnet?"

„Na ja, angeordnet nicht, aber ich muss halt das Projekt fertigkriegen."

„Aber das ist doch schon das dritte Wochenende in Folge. Ist das immer so bei Ihnen?"

„Immer nicht, aber oft."

„Und wie ist das bei Ihren Kollegen? Arbeiten die auch jedes Wochenende?"

„Nee, aber das würde ja auch gar nicht gehen. Die meisten haben kleine Kinder, um die sie sich kümmern müssen."

„Kann es sein, dass etwas an der Verteilung nicht stimmt, wenn Sie jedes Wochenende arbeiten müssen und die anderen nicht?"

Das ist, sinngemäß, der Ausschnitt aus einem Gespräch mit einem meiner Klienten, nennen wir ihn Frederick, der zu einem Stressmanagement-Coaching zu mir kam. Die drei durchgearbeiteten Wochenenden waren keine Ausnahme und er hatte im Laufe der Zeit körperliche Stresssymptome entwickelt.

Im Verlauf unseres Gesprächs stellte sich heraus, dass er immer die „besonderen" Projekte bekam, weil er sich schon oft bewiesen hatte und auch nicht Nein sagen wollte. Er sah es als Anerkennung an, dass der Chef ihm diese Projekte zutraute, und meinte, dass es ihn eigentlich auch nicht störe, da er am Wochenende nichts Besonderes vorhabe.

Frederick musste also nicht nur lernen, Nein zu sagen, sondern auch Zufriedenheitsquellen jenseits der Arbeit in seinem Leben zu finden. Um ein erfülltes Leben zu haben, brauchen wir das, was schon im Wort drinsteckt: Fülle. Erinnern Sie sich an die PERMA-Faktoren (siehe Seite 29)? Wenn Frederick fast jedes Wochenende arbeitet, hat er am Wochenende keine Zeit, sich zu erholen. Er wird vermutlich wenig gute Gefühle erleben, wenig Zeit haben, gute Beziehungen zu pflegen. Ob er bei dem hohen Stresslevel und Zeitdruck noch in den Flow kommt, ist fraglich. Sinn macht für ihn seine Arbeit und auch, die Projekte fertigzustellen. Am Ende bekommt er ein Lob vom Chef, aber er selbst erkennt seine Leistungen definitiv zu wenig an. Es sind also nur maximal zwei der fünf Faktoren erfüllt, und somit ist Fredericks Leben aus der Balance geraten.

Im Coaching haben wir uns auf die Suche begeben und uns die drei unterrepräsentierten Bereiche angesehen. Es stellte sich schnell heraus, dass er noch einige andere Begabungen hatte, die nicht mehr zum Zug kamen, seit er in diesem Job arbeitete, und dass es einige Kraftquellen gab, die er kaum nutzte.

Wenn Frederick von seinem Chef erzählte, bekam man den Eindruck, dass er keine sonderlich gute Führungskraft war. Er wollte einfach nur, dass der Laden läuft, und wusste, wenn Frederick das macht, dann wird alles termingerecht fertig. Er ordnete zwar keine Überstunden an, genehmigte sie aber am laufenden Band. Das spricht nicht für Führungsstärke, aber man kann auch nicht sagen, dass er Frederick zu den Überstunden genötigt hatte. Letztendlich hatte Frederick angenommen, dass es von ihm erwartetet würde, weil er es selbst von sich erwartete.

Was haben wir also getan? Zum einen haben wir ein Gespräch mit dem Chef vorbereitet, in dem Frederick sagte, dass er in nächster Zeit seine Überstunden abbauen und kürzertreten wolle. Doch zuvor sahen wir uns an, was Fredericks Leben denn außer der Arbeit noch ausmachte. Wir beschäftigten uns mit seinen Stärken und Ressourcen, und er legte sich seine ganz persönliche Schatztruhe an, aus der er künftig an den freien Tagen schöpfen konnte. Er war selbst überrascht über die Fülle darin.

Kommen wir nun zu den tatsächlichen Erwartungen. Nehmen wir an, gute Freunde von Ihnen ziehen um. Sie kennen sich seit dem Studium und haben früher immer alle Umzüge gemeinsam gewuppt, die Möbel mit einem günstigen Transporter von A nach B geschafft, dann gemeinsam aufgebaut und abends auf Bierkisten und Kartons sitzend Pizza gegessen. Damals hatten Sie vermutlich viel Zeit und wenig Geld. Spätestens mit Mitte 30 beginnt sich dieses Verhältnis in der Regel rasant zu drehen. Plötzlich erleben wir uns finanziell freier, aber in einem so eng getakteten Korsett aus beruflichen und/oder familiären Verpflichtungen, dass Zeit ein rares Gut wird. Dennoch gibt es Menschen, die auch in dieser Lebensphase trotz eines guten Monatsgehalts noch ihre Freunde zum Umziehen anheuern. Und diese Freunde stehen dann meist vor einem Dilemma: Stellen Sie sich vor, Sie haben die ganze Woche gearbeitet und am Wochenende einiges zu erledigen. Wenn nun so ein Umzug noch dazukommt, bleibt gar keine Zeit mehr für Ihre Lieben und Mußestunden zum Auftanken. Da Sie sich früher alle immer gegenseitig geholfen haben und die anderen Ihnen selbst auch oft halfen, fühlen Sie sich dazu verpflichtet. Obwohl Sie eigentlich gar nicht verstehen, warum kein Umzugsunternehmen beauftragt wird. Es haben doch beide Umziehenden gute Jobs.

Was also tun? Augen zu und durch und am Montag unerholt zurück ins Büro - oder blöd dastehen, weil Sie sich als nicht hilfsbereit zeigen und Ihr Ding machen. Sie wissen ja: Sie sind verantwortlich für sich, und es ist Ihre - momentan sogar vorderste - Aufgabe, sich gut um sich zu kümmern. Fragen Sie sich, was Ihrer Scheu, Nein zu sagen, zugrunde liegt. Was ist Ihre Sorge, wenn Sie sagen: Du, tut mir leid, aber das ist mir echt zu viel. Warum beauftragt ihr denn kein Umzugsunternehmen? Wer weiß, vielleicht fragen Ihre Freunde nur aus reiner Gewohnheit bei Ihnen nach. Oder aus der Überzeugung, dass es Unsinn sei, für so was Geld auszugeben. Auch das ist legitim. Aber nicht auf Kosten anderer. Das Ganze können Sie jetzt übertragen auf Kuchen backen für Feste, Babysitten und andere haushaltsnahe Dienstleistungen im Freundeskreis. Ich gehe davon aus, dass Sie all das gerne machen, wenn Sie gerade genug Kapazitäten oder Kraft haben. Und dann ist es auch gut, aber eben nur dann. Denken Sie an die Schale (siehe Seite 26).

Oft stecken auch hinter der Angst, Nein zu sagen, Glaubenssätze, die wir verinnerlicht haben. Und dann ist es mit den tatsächlichen Erwartungen von außen nicht viel anders als mit den vermeintlichen Erwartungen. Denn letztendlich müssen Sie sich die Erlaubnis geben, Ja zu Ihrem Bedürfnis zu sagen und Nein zu dem des anderen.

Die Fähigkeit, das Wort Nein auszusprechen, ist der erste Schritt zur Freiheit.

Nicolas Chamfort

Erwartungen von außen können sich auch in ganz anderen, größeren Dimensionen abspielen: Da kann zum Beispiel die Erwartung von Eltern sein, die ihr Kind in einem ganz bestimmten Beruf sehen möchten, die sich mit der sexuellen Orientierung ihres Kindes nicht abfinden können oder die mit der Tatsache hadern, keine Enkel zu bekommen.

Für unser Lebensglück ist es aber elementar, dass wir nach *unseren eigenen* Vorstellungen und Wünschen leben, denn das erhöht die Wahrscheinlichkeit, dass wir die Glücksfaktoren Sinnhaftigkeit, gute Gefühle und Flow erleben. Wenn Sie im Rahmen Ihres Burn-outs oder einer anderen Krise, die Sie zum Innehalten gezwungen hat, feststellen, dass Sie sich in einem Leben wiederfinden, das eigentlich gar nicht zu Ihnen passt, das sich im Lauf der Zeit eben so ergeben hat, dann kann ich Sie nur ermutigen: Bleiben Sie stehen, wechseln Sie die Spur und schlagen Sie einen neuen Weg ein. Vielleicht erscheint Ihnen das aus Ihrer jetzigen Perspektive unmöglich oder zu beschwerlich. Aber solche Wege kann man planen – wie, das erfahren Sie ab Seite 188.

SIND IHRE WERTE IHRE WERTE?

Wenn wir über Erwartungen sprechen - Ihre und die der anderen -, liegt es nahe, auch das Thema Werte anzusehen. Werte sind etwas Grundsätzliches, sie bilden die Basis für unsere Haltung, sie treiben uns an, bestimmte Dinge zu tun oder zu unterlassen. Sich darüber klar zu werden, was uns antreibt, ist wichtig, um uns selbst besser zu verstehen.

In meinen Coachings baue ich häufig in der ersten Stunde ein kleines Spiel ein. Ich kenne es aus meiner Coachingausbildung bei Sabine Asgodom. Dort bekamen wir schon am ersten Wochenende ein Kartenset mit 24 Werten. Die Begriffe wurden einem in Paaren vorgelegt, und man musste sich jeweils für einen entscheiden. Am Ende bleiben drei Begriffe übrig. Dieses Spiel hat natürlich keinen Anspruch auf Vollständigkeit, und es ist auch nur eine Momentaufnahme. Trotzdem wende ich es zum Einstieg ins Thema gerne an. Denn diese Momentaufnahme gibt eigentlich immer die richtige Richtung an. Sie bringt einen in die „Not“, sich zu entscheiden und sich so darüber klar zu werden, was einem wirklich wichtig ist.

Gerade bei Werten kann es sinnvoll sein, mal genauer hinzuschauen, ob es sich dabei wirklich um *eigene* Überzeugungen handelt oder vielmehr um solche, die man nur übernommen hat, aus der Familie oder der Gesellschaft. Und dafür ist dieses Spiel top: Ich darf am Schluss nur drei von 24 behalten und es muss schnell gehen, da bleiben dann meist ganz intuitiv die eigenen übrig.

Ich möchte Sie bitten, sich im Folgenden Ihre Werte anzusehen. Nicht als Spiel, sondern umfänglich und ernsthaft, um sich über Ihre Beweggründe, Ihre Antreiber und Ihre Haltung klarer zu werden. Dafür gebe ich Ihnen ein paar Anhaltspunkte und Begriffe vor, die Sie beliebig ergänzen können.

Wer werden will,
was er sein sollte, der muss lassen,
was er jetzt ist.

Meister Eckhart

Bitte suchen Sie, ohne lange nachzudenken, aus der untenstehenden (erweiterbaren) Werteübersicht die zehn für Sie wichtigsten Werte heraus und schreiben Sie sie auf. Und nun sehen Sie sich jeden dieser Begriffe an und gehen mit ihm in Resonanz. Schließen Sie die Augen und lassen Sie sich den Begriff auf der Zunge zergehen. Sehen Sie ihn in großen Lettern vor Ihrem geistigen Auge.

Wie fühlt sich dieses Wort an?

Wo spüren Sie es in Ihrem Körper?

Ist es ein wohliges Gefühl?

Und das machen Sie jetzt Wort für Wort. Bei denen, die sich gut anfühlen, können Sie sich ein Stichwort notieren, um sich an das Wohlgefühl zu erinnern. Zum Beispiel „Bauch" oder „warm in der Brust". Alle, die sich für Sie nicht so gut anfühlen oder die gar kein Gefühl erzeugen, klammern Sie bitte ein. Wenn Sie mit Ihrer Liste durch sind, sehen Sie sich die eingeklammerten noch mal an. Bitte prüfen Sie, ob dieser Wert wirklich Ihr eigener Wert ist oder ob Sie ihn vielleicht übernommen haben.

War es ein Wert, der in Ihrer Erziehung oder Familie eine große Rolle spielte?

Ist es ein Wert, der in Ihrem Freundeskreis eine Rolle spielt, Ihnen aber vielleicht gar nicht so wichtig ist?

Ist es ein Wert, der gesellschaftlich Achtung erfährt?

Wenn Sie eine dieser Fragen mit *Ja* beantworten können, überlegen Sie sich bitte, ob dieser Wert dennoch für Ihr

Leben von wesentlicher Bedeutung ist. Je nachdem lassen Sie ihn auf der Liste oder streichen ihn.

Und dann bringen Sie bitte die verbleibenden Werte in eine Reihenfolge, um so die fünf für Sie wichtigsten herauszufinden. Bitte schreiben Sie sie auf fünf einzelne Karten, wir brauchen sie später noch mal.

MEINE WERTE

Sicherheit	Freiheit	Unabhängigkeit
Toleranz	Sinn	Geld/Materielles
Schönheit	Glück	Freundschaft
Harmonie	Freude	(soziale) Gerechtigkeit
Tradition	Ruhe	Nachhaltigkeit
Weisheit	Genuss	Selbstbestimmung
Hoffnung	Frieden	Spiritualität
Ästhetik	Liebe	Zuverlässigkeit
Heimat	Natur	Engagement
Ausdauer	Würde	Freundschaft
Vertrauen	Ruhm	Dankbarkeit
Fairness	Treue	Gesundheit
Harmonie	Humor	Beständigkeit
Bildung	Erfolg	Verantwortung
Fitness		

1.
2.
3.
4.
5.
6.
7.
8.
9.
10.

Wenn Ihnen weniger als fünf eigene Werte übrig bleiben, dann gehen Sie noch mal auf die Suche. Sehen Sie sich die obige Liste noch einmal an und lesen Sie sie noch mal mit Bedacht durch. Überlegen Sie, ob Ihnen noch Begriffe einfallen, die Sie gerne ergänzen würden. Und dann schauen Sie, womit Sie in Resonanz gehen. Die eigenen Werte zu kennen und zu leben lässt uns Sinnhaftigkeit erfahren und ist daher ein bedeutender Glücks-Faktor. Wenn Sie Schwierigkeiten haben, Ihren Werten auf die Spur zu kommen, gönnen Sie sich bei einem guten Coach ein Werte-Coaching, das wird Sie mit Sicherheit weiterbringen.

Mira entdeckt mit 38 ihre Werte

Mira kommt ins Coaching, weil sie nach ihrer Burn-out-Erkrankung merkt, dass ihr Job in der Steuerkanzlei nicht mehr das Richtige ist. Das spürt sie intuitiv, aber sie weiß nicht, was sie für Alternativen hat, was sonst das Richtige für sie sein könnte.

Wir beginnen zum Spaß und zur Auflockerung mit dem oben erwähnten Spiel. Ich sehe Mira mehrmals förmlich mit sich ringen, wenn es darum geht, sich zwischen zwei Begriffen zu entscheiden. Viele Klienten ringen mit sich, wenn sie sich zwischen zwei Werten entscheiden müssen, die Ihnen wichtig sind. Doch bei Mira war es anders. Da zeigte sich mehrmals ein kurzes Leuchten in den Augen, bevor der Ernst zurückkehrte und sie ihre Wahl traf.

Dieser erste Eindruck bestätigte sich, als wir uns ihre Werte genauer ansahen. Ich erinnere mich, dass Sicherheit und Beständigkeit darunter waren. Ich fragte sie, ob es noch mehr Begriffe gebe, die etwas in ihr zum Klingen bringen. Sie entschied sie sich für Freiheit, Nachhaltigkeit und Sinn.

Im Coaching stellte sich heraus, dass die Werte, die Mira für ihre grundlegenden Werte gehalten hatte, in Wahrheit übernommene Werte waren, die in ihrer Familie großgeschrieben wurden.

Zaghaft begann sie, sich auf ihre eigenen Werte zu besinnen, konnte sie in ihre Lebensgeschichte einfügen und integrierte diese Werte in ihren Lebensbaum (siehe Seite 212), damit dort Neues daraus erwachsen konnte. Mit der inneren Erlaubnis, diese Werte auch zu leben, erweiterte Mira ihren Möglichkeitsraum, auch den für ihre berufliche Zukunft. Ich bin gespannt, wo ihr Weg sie hinführen wird.

Ent-täuschen Sie sich

Bei Enttäuschung denken Sie vielleicht im ersten Moment an etwas, das Frustration oder Traurigkeit auslöst. Das ist jedoch nur eine Bedeutung des Wortes. Der Bindestrich ist ganz bewusst gewählt. Wenn Sie auf duden.de „Enttäuschung" eingeben, finden Sie als eines der Synonyme Desillusionierung. Und genau da möchte ich mit Ihnen hin. Ich will Sie einladen, tiefliegende, verinnerlichte Wahrheiten aufzudecken, zu hinterfragen und zu überdenken und alte Illusionen und überholte Bilder von sich loszulassen. Denn diese können dazu führen, dass wir ein Leben leben, das uns gar nicht entspricht. Sie können der Grund dafür sein, dass wir uns einer Täuschung hingeben. Falls das bei Ihnen der Fall ist, fordere ich Sie auf, sich zu ent-täuschen.

Dazu sehen wir uns an, welche Altlasten in Form von hinderlichen Glaubenssätzen Sie mit sich herumtragen. Ich habe es oben schon angesprochen: Oft handeln wir unbewusst fremdbestimmt, weil wir von einem tief sitzenden Glaubenssatz angetrieben werden. Erinnern Sie sich an Frederick. Er wurde durch den Glaubenssatz „Ich muss der Beste sein" angetrieben, mehr und mehr zu arbeiten. Neben den Werten, die unsere Haltung und Handlungen bestimmen, ist es daher ebenso wichtig, uns darüber klar zu werden, welche Glaubenssätze uns antreiben. Wir werden sie sichten, die wenig förderlichen aussortieren und die gegebenenfalls enthaltenen „Wertstoffe" recyceln. Oft lässt sich aus so einem

Satz nämlich durchaus noch etwas Gutes für die Zukunft herausholen.

Wir sehen uns an, welche Bilder Sie von sich haben, welche Geschichten Sie über sich erzählen und ob diese Bilder nach Ihrer Glaubenssatz-Inventur noch zutreffend sind. Wir prüfen, ob sie zu Ihnen und Ihren Werten passen. Wenn das nicht zutrifft, verabschieden Sie sie, wertschätzend, denn sie gehören zu Ihnen und haben Sie sicherlich viele Jahre begleitet.

Altes loszulassen kann schmerzhaft sein, ist aber wichtig, um Neues entstehen zu lassen. Darum wird es im dritten Teil „It's My Life" gehen. Manchen Menschen fällt der Abschied leichter, wenn sie ihn mit einem Ritual verbinden. So können sie Dinge begraben, verbuddeln, überschreiben, übermalen oder verbrennen und damit neue Energie freisetzen.

Loslassen ist nötig, um die Basis für das Leben nach Ihren Vorstellungen zu bereiten, das Sie sich im dritten Teil dieses Buches entwerfen. Und eine gute und stabile Basis ist das A und O, denn Sie möchten vermutlich nicht wackelig, sondern fest und sicher in Ihrem Leben stehen. Also legen wir los mit dem Loslassen.

Glaube nicht alles,
was du denkst. Gedanken sind
nur eins: Gedanken.

Allan Lokos

WEG MIT DEN ALTLASTEN: DER WERTSTOFFHOF FÜR GLAUBENSSÄTZE

Das Thema Glaubenssätze ist Ihnen bestimmt schon mal in Ihrer Therapie, in einem Buch oder in einer Zeitschrift begegnet. Glaubenssätze sind tief sitzende Wahrheiten, die wir als Kinder verinnerlicht haben und dann unser Leben lang mit uns herumschleppen, wenn wir nicht aktiv etwas dagegen unternehmen - so wie Sie es jetzt tun werden.

Es können Sätze über Sie sein, die Sie schon so oft gehört haben, dass Sie sie für eine unveränderliche Gegebenheit halten („Du bist halt eher von der langsamen Sorte"), Zurechtweisungen, aus denen Sie eine Folgerung ziehen („Stell dich nicht immer in den Mittelpunkt" -> Ich muss mich zurücknehmen), wiederkehrende Ratschläge („Kind, lern was Gescheites") oder Redensarten („Eigenlob stinkt" oder „Ohne Fleiß kein Preis"), die uns prägen. Diese Sätze werden, ohne uns wirklich bewusst zu sein, permanent als Subtext in unserem Kopf abgespult. Unser Gehirn hat sie abgespeichert, ruft sie bei passender Gelegenheit ab, und wir verhalten uns dann entsprechend. Es gibt übrigens auch positive Glaubenssätze („Ich bin wertvoll" oder „Du hast alle Möglichkeiten"), doch mit denen beschäftigen wir uns jetzt nicht, denn die müssen ja nicht aussortiert werden.

Wenn Sie mal testen möchten, wie viel Subtext in Ihrem Kopf die ganze Zeit abläuft, machen Sie bitte die folgende Übung: Setzen Sie sich eine halbe Stunde an einen ruhigen

Ort, ohne mit jemandem zu sprechen, ohne Ablenkung durch ein Buch, Ihr Smartphone oder Ähnliches. Nehmen Sie sich einen Block und einen Stift, und schreiben Sie in dieser halben Stunde alles auf, was Sie denken. Alles. Hören Sie genau hin. Ich vermute, wenn Sie kein Meditationsprofi sind und Ihre Wahrnehmung entsprechend geschult haben, werden Sie aus dem Schreiben gar nicht mehr herauskommen. Was Ihnen dieses Experiment zeigen soll, ist, wie viele unbewusste Gedanken in unserem Kopf vorhanden sind. Ebenso unbewusst wirken Ihre Glaubenssätze.

Ich bitte Sie nun, sich zu überlegen, welche verinnerlichten Sätze Sie haben. Vielleicht sind Ihnen bei den Übungen zum inneren Kritiker im Kapitel „Kultivieren Sie gute Gefühle" schon welche aufgefallen. Erinnern Sie sich bitte an Ihre Kindheit. Gab es bestimmte Sätze oder Sprichwörter, die Sie immer wieder zu hören bekommen haben - vielleicht von Ihrer Mutter, Ihrem Opa, Ihrer Lehrerin? Ratschläge oder gar Ansagen, die Sie regelmäßig erhalten haben und die Sie in eine bestimmte Richtung haben gehen lassen?

Manchmal haben solche Sätze fatale Folgen. Ein Jugendfreund von mir wollte nach einem Schulpraktikum in einer Kindertagesstätte Erzieher werden. Seine Eltern hielten das - aufgrund ihrer inneren Überzeugung - für einen Frauenberuf. Sie haben ihm die Ausbildung untersagt. „Du bist doch ein Mann!", lautete ihre Begründung. Der Beruf, den er stattdessen auf Wunsch seiner Eltern ergriffen hatte, war Brauer, und der machte ihn nicht nur nicht glücklich, er führte ihn auch berufsbedingt zu einem ausgesprochen ungesunden Alkoholkonsum. Als er alt genug gewesen wäre, die Dinge zu ändern, hat er es nicht getan. Ich weiß nicht, ob der Glaubenssatz seiner Eltern sich so eingebrannt hatte, dass er in der Zwischenzeit selbst davon überzeugt war, oder ob er zu bequem oder zu ängstlich war, etwas zu verändern. Leider. Denn so, wie ich ihn kennengelernt hatte, hätte der Beruf Erzieher seinen Stärken entsprochen. Er wäre ein Glück für die Kinder gewesen und sein PERMA wäre in jeder Hinsicht erfüllt worden.

Sind Ihnen Sätze eingefallen, die Sie begleiten, die Ihnen immer wieder in den Kopf kommen? Bitte schreiben Sie hier Ihre drei wirksamsten negativen Glaubenssätze auf:

1.

2.

3.

Solche Sätze hat jeder von uns nun mal im Gepäck. Die einen mehr, die anderen weniger, und die einen eher positive, die anderen eher hinderliche. Doch das macht nichts, denn wie immer haben wir es in der Hand, die Lage zu verändern.

Deshalb: Sehen Sie sich bitte Ihre drei Sätze noch einmal an. Gibt es etwas Gutes, das in den Sätzen verborgen liegt? Etwas, das aus einer anderen Perspektive betrachtet vielleicht gar nicht negativ, sondern neutral oder positiv ist?

Werfen wir noch einmal einen Blick auf die eingangs genannten Beispiele:

„Du bist halt eher von der langsamen Sorte." Angenommen, die Aussage stimmte, so könnten Sie sich fragen:

Wie äußert sich diese Langsamkeit?

Beschwert sich heute noch jemand darüber?

Wie würden Ihre Mitmenschen heute diese Eigenschaft beschreiben?

Als Langsamkeit oder vielleicht als Bedachtheit?

Hat diese Langsamkeit möglicherweise in bestimmten Situationen etwas Gutes?

Manche Menschen üben intensiv das Innehalten, um nicht zu schnell zu reagieren oder übers Ziel hinauszustürzen. Ist Ihnen diese Fähigkeit vielleicht von Natur aus gegeben? Könnte der Satz stattdessen lauten: „Du bist halt eher von der bedachten Sorte." Das wäre dann doch nicht negativ, sondern ziemlich gut, oder?

Wenn Sie sich früher immer in den Mittelpunkt gestellt und sich dann viele Jahre bewusst zurückgenommen haben, wäre dann nicht vielleicht genau jetzt - im Zuge Ihres Me-Myself-and-I-Trainings - der richtige Zeitpunkt, um sich und Ihre Bedürfnisse mal wieder in den Mittelpunkt zu stellen?

Lässt sich eine Redensart vielleicht humorig umwandeln, so wie es Sabine Asgodom mit dem Buchtitel *Eigenlob stimmt!* gemacht hat? Oder könnten Sie den Spruch „Erst die Arbeit, dann das Vergnügen" vielleicht einfach mal umkehren, um erst neue Kraft für die anstehende Arbeit zu sammeln?

Nehmen Sie sich bitte jeden einzelnen Ihrer drei Glaubenssätze noch einmal vor, breiten Sie ihn gedanklich vor sich aus, treten Sie zwei Schritte zurück und betrachten ihn - und sich - nach diesem Muster von außen.

Können Sie ihm irgendetwas abgewinnen? Etwas retten, das man recyceln kann? Oder muss er, so wie er ist, entsorgt werden?

Leid ist Schmerz,
an dem wir festhalten.

Deepak Chopra

Wie könnten Ihre Glaubenssätze in recycelter Form lauten?

1.

2.

3.

Bitte schreiben Sie sich diese drei neuen, positiven Sätze auf drei Postkarten und hängen Sie sie an Ihre Girlande oder legen Sie sie dorthin, wo Sie sie täglich sehen können: eine zum Beispiel als Lesezeichen in dieses Buch, die zweite kleben Sie an den Kühlschrank und die dritte fotografieren Sie ab, um sie als Hintergrundbild für Ihr Handy zu benutzen. Wichtig ist, dass Sie diese Sätze jeden Tag sehen und wirken lassen. Damit Sie langsam, aber sicher die alten Programme, die abgelaufen sind, überschreiben können. Überlegen Sie, ob Sie sich von den alten Glaubenssätzen einfach so verabschieden möchten oder ob ein Ritual Ihnen helfen könnte

– zum Beispiel, indem Sie sie ins Feuer werfen und damit zur Transformation freigeben oder indem Sie sie übermalen oder überschreiben.

Sie können diese Übung gerne mit allen Ihren Glaubenssätzen machen. Ich würde Ihnen jedoch empfehlen, sich am Anfang nicht zu überfordern. Sie ziehen gerade ein straffes und herausforderndes Programm durch. Vielleicht haben Sie Lust, erst mal Ihre positiven Glaubenssätze herauszufinden und sie sich aufzuschreiben. Wenn Ihnen die Beschäftigung mit diesen Altlasten und vor allem der Recycling-Vorgang schwerfällt, holen Sie sich Hilfe. Nehmen Sie das Thema mit in Ihre Therapie oder suchen Sie sich einen Coach, der Sie bei der Übung begleitet.

Alexa, 60, erinnert sich nicht

Alexa kommt ins Coaching und betont gleich am Anfang, dass sie das Thema Glaubenssätze interessiere. Sie habe immer wieder davon gehört, und was damit alles zusammenhänge, das wolle sie sich ansehen.

Nach einer Bestandsaufnahme und einer Stärkenanalyse wollten wir uns also Alexas Glaubenssätze vornehmen. Ich fragte mit unterschiedlichen Methoden in verschiedene Richtungen: nach Erlebnissen in ihrer Kindheit, nach Eltern, Verwandten, Lehrern und Freunden. Alexa kam auf keinen Satz. Sie überlegte, ich nannte ihr Beispiele, wie man solche Sätze entlarven kann, aber es fiel ihr nichts ein. Sie war enttäuscht, da ihr das Thema so wichtig gewesen war. Wir wandten uns einem anderen Thema zu, und ich empfahl Alexa für zu Hause eine Lektüre zum Thema.

Am nächsten Tag rief sie mich an. Sie wisse jetzt ihre Glaubenssätze, sagte sie zu mir. Sie habe die Lektüre noch gar nicht besorgt, am Abend aber ihre Lieblingsserie geschaut, und in der habe eine der Figuren eine andere harsch angefahren mit den Worten: „Reiß dich zusammen!" Alexa sagte, sie sei bei diesem Satz innerlich zusammengezuckt und wusste, dass dies ein Glaubenssatz war. Als sie diesen hatte, fielen ihr sofort noch zwei weitere Sätze ein: „Was dich nicht umbringt, macht dich hart."" und „Das Leben ist kein Wunschkonzert."

Manchmal liegen diese Überzeugungen sehr tief und sind so verinnerlicht, dass es etwas dauert, bis man zu den Sätzen vordringt. So wie bei Alexa. Bei ihr mussten die Fragen zuerst sacken, um dann beim passenden Auslöser ihre Wirkung zu entfalten.

Alexa brachte die Sätze zu unserem nächsten Treffen mit und wandelte sie erfolgreich um. Einer ihrer neuen Glaubenssätze lautet nun: „Verreiß dich nicht!"

ALTE BILDER VERABSCHIEDEN

Wir alle haben Bilder von uns. Das Bild der erfolgreichen Geschäftsfrau. Das Bild des liebevollen und präsenten Vaters, der Job und Familie gekonnt vereinbart. Das Bild des knallharten Managers, der mit allen Wassern gewaschen ist. Das Bild der gewieften Verhandlerin. Das Bild der guten Tochter, die sich hingebungsvoll um die alternden Eltern kümmert. Das Bild der perfekten Mutter, der kein Opfer für ihre Familie zu groß ist etc.

Diese Bilder laufen, ebenfalls wie ein Subtext, in uns ab, und wir versuchen permanent, sie zu erfüllen und ihnen gerecht zu werden. Die Bilder sind eine Vorstellung davon, „wie es zu sein hat“, „wie wir zu sein haben“. Ich möchte Sie einladen, mal zu schauen, wer dieses „wie es zu sein hat“ festgelegt hat. Waren Sie das und entspricht diese Vorstellung Ihren Werten? Oder speist sie sich aus Glaubenssätzen, übernommenen Werten, gesellschaftlichen Vorgaben?

Bitte begeben Sie sich mal wieder aus der Spur hinaus in die Außenperspektive. Sie wissen schon, ein paar Schritte zurücktreten und mit etwas Abstand auf alles schauen. Was sehen Sie? Wen sehen Sie?

Bitte beschreiben Sie sich selbst nach dem obigen Beispiel. Welche Bilder von sich tragen Sie in sich und erfüllen Sie?

Und nun holen Sie bitte Ihre Werte und Ihre recycelten Glaubenssätze hervor. Ist die Personenbeschreibung damit vereinbar? Oder klafft da eine Lücke? Passen vielleicht die aussortierten Werte und Glaubenssätze besser zu dieser Beschreibung? Kommt Ihr überdurchschnittlicher Einsatz daher, dass Sie die Überzeugung in sich tragen: „Ich darf nicht sagen, dass ich eine Pause brauche."

Wenn dem so ist, dann ist es jetzt an der Zeit, die Geschichte ein wenig umzuschreiben. Dazu kommen wir im nächsten Kapitel „It's My Life" (siehe Seite 141).

Wenn ich von alten Bildern spreche, meine ich übrigens nicht nur Bilder von Ihnen. Es kann sich auch um Umstände oder Beziehungen in Ihrem Leben handeln.

Erinnern Sie sich an das Beispiel mit der tollen Altbauwohnung in München-Schwabing. Wenn Sie diese nur finanzieren können, indem Sie sich in einen ungeliebten Job quälen, ist das ein Umstand, den es zu überdenken gilt. Wenn Sie nur an einem Unternehmen festhalten, weil es sich gut anhört, dort zu arbeiten, Sie aber nicht glücklich sind, weil Ihr Job keinen Spaß macht, Ihre Kollegen komisch sind oder Sie mit der Unternehmenskultur nicht klarkommen, dann sollten Sie das Bild „Ich bin stolz bei der XY AG zu arbeiten" überdenken und überlegen, ob Sie nicht woanders besser aufgehoben sind.

Vielleicht ist es auch notwendig, nach Ihren Erkenntnissen in den letzten Kapiteln ein paar Werte-Verschiebungen vorzunehmen? Materielle Werte einzutauschen gegen ein

Du kannst nicht das
nächste Kapitel deines Lebens
beginnen, wenn du ständig den
letzten Absatz wiederholst.

Michael McMillen

paar Stunden mehr Freiheit in der Woche? Manchmal stehen wir uns mit unseren Überzeugungen und Werten nämlich selbst im Weg. Ein gutes und alltägliches Beispiel dafür, das mir in Coachings immer wieder begegnet, ist das Thema Putzen. Da kann es sein, dass Sie sich, obwohl Sie es sich problemlos leisten könnten, nicht den Luxus gönnen, jemanden zu engagieren, der das für Sie übernimmt, nur weil sie einen entsprechenden Glaubenssatz in sich tragen, zum Beispiel: „Ich muss alles selbst machen." Genauso kann es in einer ganz anderen Lage sinnvoll sein, von diesem (und vielleicht einem weiteren) Luxus Abstand zu nehmen und dafür mehr Freiheit zu haben, indem Sie zum Beispiel die Arbeitszeit reduzieren oder einen weniger gut bezahlten und dafür stressärmeren Job annehmen. In einer wieder anderen Situation kann es hilfreich sein, sich vom Bild des perfekten Zuhauses zu verabschieden, dafür weniger Stress zu haben und mehr Quality Time mit den Kindern oder Ihrem Partner.

Wenn wir uns von einer Vorstellung, einem Job oder einer Beziehung verabschieden, haben wir manchmal den Eindruck, dass wir gescheitert sind, und verbinden dies automatisch mit einer Form von Versagen.

Das Wort Scheitern kommt von Scheit, einem Holzscheit. Woran denken Sie bei einem Holzscheit? Ich denke an Feuer. Daran, wie das Scheit seine Energie freisetzt und sich wandelt in ein kraftvolles Element. Diese Wandlung und Entwicklung, aus der etwas Neues entsteht, ist also bereits im Wort enthalten. Vielleicht hilft Ihnen dieses Bild.

Besonders schwer fällt uns das Loslassen oft, wenn es dabei um Menschen geht. Diese Abschiede können sehr schmerzhaft und trotzdem manchmal notwendig sein. Manchmal gibt es Beziehungen, die uns die Kraft rauben und uns nicht guttun. Wenn wir trotzdem daran festhalten, um uns oder anderen Schmerzen zu ersparen, entsteht oft ein anderer Schmerz, indem wir uns zum Beispiel verbiegen müssen oder ausbeuten lassen.

Deshalb bitte ich Sie, nach Ihren Lebensbereichen im Folgenden auch einen Blick auf Ihre Beziehungen zu werfen.

Wie ist es um diese bestellt? Fühlen Sie sich wohl darin? Sind es Beziehungen auf Augenhöhe, die durch Geben und Nehmen geprägt sind, die Ihnen Freude und Erfüllung geben, die Sie wachsen lassen und zum Blühen bringen? Gibt es an der einen oder anderen Stelle Dinge zu klären?

Wenn Sie das Gefühl haben, dass an der ein oder anderen Stelle ein Ungleichgewicht herrscht, dass Sie regelmäßig mehr geben, als Sie bekommen, dass Ihre Wünsche in den Hintergrund treten müssen, sollten Sie auch hier einmal genauer hinsehen und das Gespräch suchen.

Möglicherweise denken Sie jetzt: „Wenn das so einfach wäre …" Wenn Ihnen das Gespräch ungut bevorsteht und Sie alle möglichen Bedenken haben, was passieren könnte, wie die Reaktion ausfallen wird, dann machen Sie es, wie Simon es vor dem Gespräch mit seinem Chef gemacht hat (siehe Seite 104). Gehen Sie Ihren Bedenken-Wolken auf den Grund, überlegen Sie realistisch, was im schlimmsten Fall passieren könnte und suchen Sie sich gegebenenfalls Unterstützung für diese Übung. Das wird Ihnen die Angst nehmen.

In ganz extremen Fällen, bei sogenannten Energieräubern - das sind Menschen, die regelmäßig Kraft von Ihnen absaugen, ohne je welche zurückzugeben -, sollten Sie sich die Frage stellen, ob Sie den Kontakt fortführen möchten oder können. Wenn Sie sich für Ja entscheiden, weil es sich um jemanden handelt, von dem Sie sich nicht trennen möchten, kann es sinnvoll sein, sich einen imaginären Schutzmantel zuzulegen.

Überlegen Sie sich ein mentales Bild, wie Sie sich schützen können, um Ihre Energie bei sich zu behalten. Das kann ein Umhang sein, ein Wall, ein Zaun, ein Graben, ein Energiefeld - was immer Ihnen einfällt, das Sie gerne um sich herum aufbauen möchten, um nicht alle Energie absaugen zu lassen. Gut ist es, diese Vorstellung einzuüben: Stellen oder setzen Sie sich hin, schließen Sie die Augen und atmen Sie ein paar Mal tief ein und aus. Und dann stellen Sie sich vor, wie Sie den von Ihnen gewählten Schutz anlegen, errichten oder um sich herum ausbreiten. Können Sie es spüren? Wenn Sie diese Übung lieber mit einer Audioanleitung machen möchten, steht unter www.burnout-fuer-fortgeschrittene.de eine bereit. Schon wenn Sie das nur einige Male geübt haben, können Sie sich Ihren persönlichen Schutz in der Situation besser abrufen und so die Energie besser bei sich behalten. Probieren Sie es aus!

Möglicherweise werden Sie, wenn Sie Ihre Beziehungen in den Blick nehmen, die eine oder andere finden, aus der sie herausgewachsen sind. Manche Freundschaften werden durch bestimmte Rahmenbedingungen zusammengehalten: das gemeinsame Studium, die Kinder im gleichen Alter etc.

Wenn sich Lebensumstände dann verändern, kann es sein, dass man sich in unterschiedliche Richtungen entwickelt. Irgendwann hat man sich nicht mehr so viel zu sagen, die Resonanz nimmt ab, der andere bringt nichts mehr in Ihnen zum Klingen. Kennen Sie das? Wenn Sie einen Namen auf dem Display sehen und sich denken: „Ach, da hab ich jetzt eigentlich gar keine Lust drauf." Oder wenn Sie eine Verabredung am liebsten immer wieder verschieben würden, weil sie Ihnen mehr als Pflichtübung erscheint denn als erfreuliche Freizeitgestaltung. In so einem Fall sollten sie hinterfragen, warum Sie an dieser Beziehung festhalten. Gibt es noch Gemeinsamkeiten? Oder wäre es ehrlicher und klarer, die Verhältnisse zu klären und einen Schlussstrich zu ziehen. Sie wissen ja: Wenn Sie etwas tun, nur um andere nicht zu verletzen, verletzen Sie damit meistens sich selbst.

It's My Life

Welches Leben passt zu mir?

Sie haben in den letzten Kapiteln fleißig daran gearbeitet, Ihren inneren Kritiker in die Schranken zu weisen, sich in Selbstmitgefühl zu üben und freundlich und wohlwollend mit sich umzugehen, sich (wieder) mehr zu vertrauen, sich über Ihre Bedürfnisse klar zu werden und diese ernst zu nehmen. Sie haben angefangen loszulassen, was Sie nicht (mehr) brauchen oder Ihnen nicht guttut, und geschaut, was Sie stattdessen einladen könnten. Sie haben also schon einiges geleistet und können zuallererst einmal ziemlich stolz auf sich sein.

All das war die Vorarbeit für das, was jetzt kommt. In diesem dritten Teil des Buches beginnen Sie, Ihr Leben aktiv nach Ihren Vorstellungen zu gestalten. Denn es liegt in Ihrer Verantwortung, ob Sie sich in die herrschenden Umstände einfügen oder ob Sie sich aktiv um Ihretwillen um Veränderung bemühen.

Der Mensch ist
nichts anderes, als was er
selbst aus sich macht.

Jean-Paul Sartre

Deshalb sehen wir uns im Folgenden an, wo Sie hinmöchten, welche Stärken Sie dafür mitbringen und wie Sie diese auf Ihrem Weg optimal für sich einsetzen können. Sie werden in schillernden Farben eine Vision Ihres Ziels entwerfen, den Weg dorthin planen und dann die ersten Schritte gehen.

Haben Sie Lust bekommen? Dann gehen wir's an!

LEBEN JETZT!

Dieses Lebensmotto begleitet mich inzwischen seit über zehn Jahren. Zwischen meinem 25. und 35. Lebensjahr gab es mehrere Anlässe, die mich zu dem Schluss kommen ließen, dass man mit Dingen, die einem wichtig sind, möglichst nicht zu lange warten sollte.

Wissen Sie, was eine Bucket List ist? Vielleicht kennen Sie den Film *Das Beste kommt zum Schluss* (Originaltitel: *The Bucket List*). In der Komödie aus dem Jahr 2007 machen sich Jack Nicholson und Morgan Freeman als zwei sehr unterschiedliche Männer, die sich im Krankenhaus auf der Krebsstation kennengelernt haben, auf den Weg, gemeinsam die Liste der Dinge abzuarbeiten, die sie vor ihrem Tod noch erleben möchten. Die Geschichte animierte Menschen weltweit, ihre eigene Bucket List zu verfassen und sich Gedanken darüber zu machen, was Sie noch wollen vom Leben.

So eine Liste zu haben ist großartig, denn oft gehen unsere Wünsche in unserem vollen Alltag unter. Wenn es ganz blöd läuft, geraten sie so lange in Vergessenheit, bis es eines Tages zu spät ist, weil man zu gebrechlich wird, die finanziellen Mittel nicht mehr ausreichen oder einem einfach die Zeit davonläuft. Darum ist es eine gute Idee, sich diese Wünsche auf einer Bucket List zu sammeln und sich vor Augen zu führen. Möglichst konkret, sodass Sie eine Vorstellung davon entwickeln können. Denn auch hier ist es nicht anders als mit unseren Bedürfnissen: Wenn wir eine lebhafte Vision haben, können wir leichter in die Umsetzung kommen. Dann schwirrt statt einem diffusen „Ich würde gerne mal nach Afrika" „Safari in Tansania, auf der ich Elefanten, Löwen, Antilopen und Giraffen sehe" in Ihrem Kopf herum, ist damit fest auf Ihrer Bucket List verankert und lässt sich viel besser und konkreter planen.

Haben Sie Lust bekommen? Machen Sie sich eine Bucket List. Schreiben Sie auf, was Sie gerne tun oder erleben möchten. Vielleicht fällt Ihnen auf Anhieb ganz viel ein. Wenn nicht, dann lassen Sie sie langsam wachsen und gedeihen. Vielleicht haben Sie schon beim Schreiben eine Idee, wann Sie den ersten Punkt umsetzen können. Dann machen Sie sich gleich eine Notiz. Ich habe mir vor ein paar Wochen auch einen großen Bucket-List-Wunsch erfüllt und habe eine Ballonfahrt über dem Chiemgau gemacht, es war ein Traum!

Meine Bucket List

1. ______________________________

2. ______________________________

3. ______________________________

4. ______________________________

5. ______________________________

6. ______________________________

7. ______________________________

8. ______________________________

9. ______________________________

10. ______________________________

11. ______________________________

12. ______________________________

Die Bucket List ist ein Weg, das Motto „Leben jetzt!" zu bedienen. Ein anderer ist, sich von Dingen (und Menschen) zu trennen, die Ihnen nicht guttun, wie Sie es vielleicht im Kapitel „Loslassen" (siehe Seite 101) bereits getan haben. Falls Sie sich an dieses Thema noch nicht herangetraut haben, ist das Motto „Leben jetzt!" noch mal eine gute Gelegenheit, Ihren Alltag daraufhin anzusehen, was Sie so alles an Terminen haben, die Sie lieber nicht hätten - und ich spreche jetzt nicht von unumgänglichen Terminen im Job oder Arztterminen. Ich spreche von den Verabredungen, die Sie wahrnehmen, nur um andere nicht zu verletzen oder zu enttäuschen. Und auch hier geht es nicht darum, dass Sie zum Egoisten mutieren sollen und nur noch tun und lassen, wozu sie Lust haben. Vielleicht war Ihnen schon mal ein Treffen mit einer guten Freundin zu viel, aber sie wussten, dass sie Sie gerade brauchte, oder es war Ihnen einfach wichtig, die Freundschaft zu pflegen. Das ist gut so und gehört zu guten Beziehungen dazu. Wenn es sich aber um eine Freundin handelt, die in die Kategorie „Energieräuber" fällt und bei der Sie das Gefühl haben, in einer sehr einseitigen Beziehung festzustecken, dann ist es an der Zeit, mutig in Ihrem eigenen Sinne zu handeln (siehe Kapitel „Keine Angst vor Entscheidungen", Seite 177). Denn nur wenn wir in der Lage sind, in diesem Punkt für uns einzustehen, indem wir uns auch trauen, Nein zu sagen, können wir das Leben leben, das wir haben wollen. Sonst bleibt uns nichts anderes, als nur darüber nachzudenken, was jetzt schön wäre, und stattdessen immer nur zu tun, was ansteht – also unsere eigenen Wünschen zugunsten anderer mal wieder auf später zu verschieben.

Veränderung *leben*, statt sie nur zu denken, ist mein Slogan und liegt mir in meiner Arbeit und in meinem Leben sehr am Herzen. Mit entsprechend großer Begeisterung habe ich vor einigen Jahren Alexandra Reinwarts Buch *Das Leben ist zu kurz für später* gelesen.

Das Buch ist so großartig, wie der Titel vermuten lässt. Die Autorin macht darin ein Jahr lang ein Experiment. Sie überlegt bei allen Dingen, die anstehen und an sie herangetragen werden, ob sie sie tun würde, wenn sie nur noch ein Jahr zu leben hätte. Man kann das natürlich als makaber ansehen und sagen, mit solchen Vorstellungen spielt man nicht. Ich finde, das tritt in den Hintergrund, wenn man sich den Gewinn aus diesem Experiment ansieht. Denn ihr fällt auf, dass ein Großteil all dessen, was sie die ganze liebe Woche lang so tut, unter diesen Umständen ausfallen würde.

Wie geht es Ihnen mit diesem Gedanken, wenn Sie auf Ihr Leben blicken? Wenn Sie mal auf die vergangenen zwei Wochen blicken? Auf welche Termine hätten Sie lieber verzichtet, wo hätten Sie gerne andere Prioritäten gesetzt?

Bitte machen Sie sich auf der folgenden Seite ein paar Notizen, was Ihnen spontan in den Kopf kommt. Wir kommen in dem Kapitel „Der Vision entgegengehen“ (siehe Seite 168) noch mal darauf zurück. Doch vorher sehen wir uns erst noch an, was Sie an Handwerkszeug für Ihre Veränderung mitbringen.

Worauf hätten Sie in den letzten zwei Wochen gerne verzichtet?

Nimm dir das Leben
Und lass es nicht mehr los,
Greif's dir mit beiden Händen
Mach's wieder stark und groß.

Udo Lindenberg

STÄRKEN SIE IHRE STÄRKEN

Stärken zu stärken ist besser, als Schwächen zu schwächen. Das ist ein Punkt, den ich immer wieder betone, wenn es um Personalentwicklung geht, wenn es um Führung geht und auch im Coaching. Denn nicht nur im Führen von anderen ist diese Herangehensweise ratsam, sondern auch in der Selbstführung.

Wenn Sie Ihre Stärken stärken möchten, müssen Sie diese erst mal kennenlernen und, wie immer, sich ihrer bewusst werden. Bevor wir damit anfangen, kurz ein paar Worte zu Stärken im Allgemeinen: Eine Stärke im Sinne der Positiven Psychologie ist nicht unbedingt gleichzusetzen mit Können. Das ist der Grund, weshalb uns unsere Stärken oft nicht bewusst sind. Weil sie uns so selbstverständlich und natürlich erscheinen, dass wir sie für nichts Besonderes halten, und ganz sicher nicht für eine Stärke. Es sind Dinge, über die wir oft positive Rückmeldungen von anderen bekommen, doch wir wundern uns dann nur und denken: „Wieso? Ist doch ganz normal, kann doch jeder." Tätigkeiten, in denen wir völlig aufgehen, bei denen wir in den sogenannten Flow kommen und alles um uns herum vergessen, wie ein Kind beim Spielen.

Natürlich kann etwas, das Sie gut können, gleichzeitig eine Stärke sein, und zwar dann, wenn es Ihnen leicht von der Hand geht. Ich gebe Ihnen ein Beispiel: Eine meiner Stärken ist es, gut formulieren zu können und in der Regel in schriftlicher Kommunikation ohne groß nachzudenken die richtigen Worte zu finden. Diese Stärke war mir lange nicht bewusst, weil sie für mich ganz normal war. Erst, als ich mich mit dem Thema beschäftigte, wurde mir klar, dass mir schon vor 20 Jahren in meiner Familie und im Freundeskreis die Geburtstags-, Hochzeits- oder Kondolenzkarten hingelegt wurden, mit dem Hinweis: „Du kannst doch so schön schreiben." Selbst als ich es als Lektorin zu meinem Beruf gemacht hatte, mit Worten zu arbeiten, war mir diese Begabung nicht wirklich klar , für mich war selbstverständlich, dass *man* das kann. Erst heute kann ich sie schätzen, denn inzwischen ist sie mir bewusst und ich kann sie als eine meiner Stärken anerkennen.

Im Gegensatz dazu gibt es auch Dinge, die Sie gut können, die Ihnen aber fürchterlich viel abverlangen. Dann ist das keine wirkliche Stärke. Sie geraten dabei nicht in den Flow. Wenn Ihnen im Job immer wieder eine Aufgabe gegeben wird, die Sie gut können, die Ihnen aber nicht liegt, ist das eine wunderbare Brutstätte für Stress. Die Positive Psychologie setzt auf stärkenbasiertes Führen. Denn wenn Sie in der Arbeit Ihre Stärken leben können, dann wird der Beruf zu Berufung.

Ich möchte Sie nun einladen, sich auf die Suche nach Ihren Stärken zu machen.

Wenn Sie an die obige Beschreibung denken, was zeichnet Sie aus?

Wobei kommen Sie in den Flow?

Was geht Ihnen leicht von der Hand?

Um sich umfassend mit Ihren Stärken zu befassen, ist es hilfreich, auch eine Außenperspektive zu haben. Deshalb empfehle ich Ihnen, drei bis fünf Menschen, die Ihnen nahestehen, nach Ihren Stärken zu fragen. Nehmen Sie möglichst Personen aus unterschiedlichen Bereichen, also beispielsweise ein Familienmitglied, Ihren Partner, einen Freund und eine Kollegin. Schreiben Sie Ihnen eine Mail und bitten Sie sie, Ihnen im Laufe der nächsten drei Tage mindestens drei Stärken zu nennen, die sie Ihnen zuschreiben, am besten mit einem Beispiel versehen, worin sie sich zeigen. Falls Ihnen das unangenehm ist, erzählen Sie Ihnen, in welchem Prozess Sie sich gerade befinden und dass Sie diese Information für eine Stärkenanalyse im Rahmen eines Coachings brauchen.

Wenn Sie die Antworten bekommen haben, vergleichen Sie diese bitte untereinander und mit Ihren eigenen Notizen. Gibt es Doppelungen oder Mehrfachnennungen? Erkennen Sie sich in den Rückmeldungen in unterschiedlichen Rollen wieder, oder haben Ihre Rollen keinen Einfluss darauf, wie Sie von außen erlebt werden? Sind die Rückmeldungen tatsächlich Stärken im oben genannten Sinne oder handelt es sich um Können?

Bitte notieren Sie im Folgenden die Stärken, die sich aus Ihrer Selbstbetrachtung und dem Fremdfeedback ergeben haben. Blättern Sie bitte auch noch mal zurück zu Ihrem Zeitstrahl aus dem Kapitel „Selbstvertrauen gewinnen" (siehe Seite 81) und nehmen Sie auch diese Eigenschaften mit auf.

Die schwierigste Zeit in
unserem Leben ist die beste
Gelegenheit, innere Stärke zu
entwickeln.

Dalai Lama

Meine Stärken

In meinen Coachings arbeite ich vorwiegend mit den Charakterstärken nach Seligman und Peterson. Die beiden Wissenschaftler haben sich in einer umfangreichen Studie auf die Suche nach universellen, in allen Kulturen verankerten Stärken und Tugenden gemacht. Das Ergebnis sind 24 Charakterstärken, die in sechs Bereiche unterteilt werden können. Vielleicht haben Sie Lust zu schauen, ob sich Ihre Stärken darin wiederfinden oder ob Sie dort Ideen und Impulse bekommen, Ihre Stärkenliste noch zu ergänzen.

WEISHEIT UND WISSEN Kreativität Neugier Urteilsvermögen Liebe zum Lernen Weisheit	GERECHTIGKEIT Fairness Führungsvermögen Teamwork
MUT Authentizität Tapferkeit Ausdauer Enthusiasmus	MÄSSIGUNG Vergebungsbereitschaft Bescheidenheit Vorsicht Selbstregulation
MENSCHLICHKEIT Freundlichkeit Bindungsfähigkeit Soziale Intelligenz	TRANSZENDENZ Sinn für das Schöne Dankbarkeit Hoffnung Humor Spiritualität

(Seligman & Peterson, 2004)

Lesen Sie sich das Potpourri Ihrer gesammelten Stärken jetzt bitte durch. Tun Sie es langsam und bedacht, nicht nur überfliegen. Wie fühlt sich das an? Lassen Sie sich die Begriffe auf der Zunge zergehen. Sind Sie ein wenig stolz? Vielleicht sogar sehr? Oder vielleicht noch nicht so hundertprozentig überzeugt?

Dann lassen Sie uns Ihre Stärken mit Leben füllen, damit sie nicht als Worthülsen dastehen. Nehmen Sie sich Ihre fünf Hauptstärken - das können die sein, die am häufigsten genannt wurden, oder die, die Ihnen am wichtigsten erscheinen - und überlegen Sie sich für jede Stärke ein Beispiel und schreiben Sie es in der Ich-Form auf. Das könnte dann so aussehen:

„Ich bin kreativ. Das zeigt sich zum Beispiel, wenn meine Familie meint, wir hätten nichts mehr im Kühlschrank, und ich aus Resten ein tolles Essen zaubere, über das alle staunen."

„Ich bin neugierig im positiven Sinne. Ich habe Interesse an vielen unterschiedlichen Dingen und kann mich für vieles begeistern. Wenn ich die Zeit dafür hätte, würde ich einen Sprach-, Näh- und Tanzkurs parallel machen. (Hab ich aber nicht → kommt auf die Bucket List!)"

Lesen Sie sich auch diese Liste jetzt bitte noch einmal durch und schauen Sie, wie sich der Blick auf Ihre Stärken nun anfühlt. Und wenn Sie noch einen Schritt weitergehen möchten, dann suchen Sie sich eine vertraute Person, verraten Ihr, welches Trainingsprogramm Sie gerade zu

welchem Zweck durchlaufen, und fragen sie, ob Sie ihr die Liste mal vorlesen dürfen. Vielleicht ist es ja einer der Menschen, die bei Ihrer Stärkenumfrage mitgemacht haben, und vielleicht bekommt diese Person auch Lust, sich über ihre eigenen Stärken Gedanken zu machen. Und dann stoßen Sie gemeinsam auf Ihre Stärken an. Das haben Sie sich jetzt verdient!

Dieser letzte Schritt wird Sie vermutlich Überwindung kosten, das ist verständlich. Denn in der Regel fällt es uns nicht leicht, über unsere Stärken zu sprechen. Die meisten von uns wurden dazu erzogen, sich zurückzunehmen, nicht zu prahlen.

Doch Ihre Stärken zu kennen und auch zu kommunizieren hat nichts mit Angeberei zu tun. Unsere Stärken zu kennen ist Lebenshilfe. Denn dann wissen wir, worin wir gut sind und was wir vielleicht lieber anderen überlassen. Vielleicht fällt es Ihnen aus diesem Blickwinkel leichter, über Ihre Stärken zu sprechen. Denn wenn wir unsere Stärken auch einmal vor Zeugen ausgesprochen haben, werden Sie bewusster, greifbarer und wahrer.

Für ein gut funktionierendes Team ist es wichtig, die Stärken der einzelnen Mitglieder zu kennen und gezielt einzusetzen und zu entwickeln. In der Positive Leadership geht es in Mitarbeitergesprächen nicht nur darum, wo das Soll nicht erreicht ist. Es wird auch ganz bewusst geschaut, wo eine Leistung überdurchschnittlich ist und jemand demnach

Stärken hat. Ein Ziel ist es dann, Raum zu schaffen, um diese Stärken zur Exzellenz zu entwickeln und noch besser einsetzen zu können. Davon profitieren alle, das Team, die Mitarbeiter und das Unternehmen.

Wenn Sie gerade schon dabei sind, sich so intensiv mit Ihren Stärken zu beschäftigen, ist die Gelegenheit günstig, mal zu prüfen, wie sehr Sie Ihre Stärken im Job eigentlich leben können. Vielleicht ist es ja möglich, an der einen oder anderen Stelle nachzubessern oder Verschiebungen vorzunehmen und so Ihren Flow und Ihre Zufriedenheit zu steigern.

Auch für Ihre weitere Arbeit mit diesem Buch ist es wichtig, Ihre Stärken zu kennen. Denn nur, wenn Sie diese kennen, können Sie herausfinden, welche Ihnen auf Ihrem Weg helfen werden, welche Sie zur Exzellenz entwickeln können und wie Sie sie am besten für sich nutzen, aber auch, wo Sie vielleicht Hilfe brauchen und es besser wäre, sich eine Stärke von jemand anderem an die Seite zu holen.

Ähnlich wie bei Ihrem inneren Team können Sie dann auch im Hinblick auf Ihre Stärken die Führung übernehmen und sie auf Ihrem Weg bewusst einsetzen oder auch ein wenig zurücknehmen. In manchen Fällen können wir uns durch die Überbeanspruchung einer Stärke nämlich auch selbst schaden. Nehmen wir das Beispiel Hilfsbereitschaft: Wenn Sie vor lauter Hilfsbereitschaft anderen gegenüber selbst immer zu kurz kommen, sollten Sie diese Stärke momentan etwas zurückstellen. Oder, wie ich es im Coaching gerne mache, Sie schauen, wie Sie diese Stärke für sich selbst einsetzen können.

Bitte nehmen Sie Ihre Stärkensammlung zur Hand. Suchen Sie mindestens drei Stärken heraus, die Sie auf Ihrem Weg der Selbstbestimmung und Selbstliebe für sich einsetzen können. Formulieren Sie, wie Sie das machen werden:

Eine meiner Stärken ist ______________________________

Künftig werde ich

Eine weitere Stärke von mir ist ______________________

Auf meinem Weg der Selbstliebe und Selbstbestimmung kann sie mir helfen,

Wenn Sie Ihre Stärken kennen, werden Sie sich auch Ihrer Fähigkeiten bewusster sein. Und das ist, wie Sie bereits aus dem Kapitel „Selbstvertrauen gewinnen“ (siehe Seite 76) wissen, gut, um sich auf sich selbst verlassen zu können. Es ist eine wichtige Ressource, auf die Sie immer dann zurückgreifen können, wenn Sie sie brauchen.

Ressourcen und Stärken liegen nah beieinander, manchmal sind sie sogar identisch. Wenn zum Beispiel Kreativität eine Ihrer Stärken ist und gleichzeitig etwas, das Ihnen Kraft gibt, dann ist Kreativität nicht nur Ihre Stärke, sondern auch eine Ihrer Ressourcen. Ressourcen können zum Erreichen von Zielen beitragen, und sie geben uns Kraft.

Es gibt unterschiedliche Arten von Ressourcen. Im Wesentlichen kann man zwischen inneren Ressourcen, Ihren persönlichen, die Sie aus sich selbst schöpfen können (zum Beispiel Zuversicht, Selbstvertrauen, körperliche Fitness etc.) und äußeren Ressourcen aus den unterschiedlichsten Bereichen (zum Beispiel Sport, Hobbys, Geld, Besitz, (Aus-)Bildung, Wissen, Natur, Freunde, Familie etc.) unterscheiden.

Gehen Sie bitte ein weiteres Mal zurück zu Ihrem Zeitstrahl aus dem Kapitel „Selbstvertrauen gewinnen“. Was haben Sie dort notiert? Was hat Ihnen damals Kraft gegeben? Wer hat Ihnen geholfen? Haben Sie mehr auf innere oder auf äußere Ressourcen zurückgegriffen? Was gibt Ihnen heute Kraft? Nach welcher Unternehmung oder Begegnung fühlen Sie sich so richtig erholt und gut?

Machen Sie sich bitte ein paar Notizen:

Diese Ressourcen haben mir in der Vergangenheit schon geholfen:

Diese Menschen tun mir gut, in ihrer Gegenwart fühle ich mich lebendig:

Diese Unternehmungen, Umgebungen, Aktivitäten tun mir gut, geben mir Kraft:

Ihre Stärken können Sie besonders dann gut leben, wenn Sie in Ihrer Kraft sind. Um in der Kraft zu bleiben, müssen wir regelmäßig dafür sorgen, unsere Akkus, unsere

Energiereserven wieder aufzufüllen. Orientieren Sie sich an Ihren oben notierten Erkenntnissen, und versuchen Sie, Ihren Kraftquellen einen festen Platz in Ihrem Alltag zu geben. In Ihrer aktuellen Situation, in der Sie vieles neu sortieren und intensiv an sich arbeiten, brauchen Sie besonders viele Kraftspender.

Welche Kraftquelle bekommt künftig einen festen Platz in meiner Woche?

Wann gönne ich mir demnächst einen ganzen Vormittag, Nachmittag oder Tag nur für mich und meine Ressourcen? Was möchte ich gerne unternehmen?

Bitte schreiben Sie sich Ihre Verabredungen als feste Termine in den Kalender, damit Sie sie nicht vergessen oder anderweitig verplanen. Viel Spaß beim Akkus auffüllen!

Der Vision entgegengehen

Dank der Fortschritte in der Hirnforschung können wir heute mit Sicherheit sagen, dass es für unser Gehirn keinen großen Unterschied macht, ob wir Dinge tatsächlich tun oder uns nur vorstellen. Wir wissen, dass an der oft beschworenen Kraft der Gedanken etwas dran ist, und zwar ziemlich viel. So wie es für unser Gehirn keinen Unterschied macht, ob wir ein Instrument wirklich üben oder es nur in Gedanken tun, wie der Neurowissenschaftler António Damásio in einer berühmten Studie nachgewiesen hat, so haben unsere Gedanken auch Einfluss auf unser Verhalten, unsere Stimmung und unsere Zukunft. Körper und Geist stehen in permanentem Austausch: Wir können kraft unserer Gedanken unser körperliches Befinden beeinflussen, und unser Körper kann uns helfen, unser seelisches Wohlbefinden zu beeinflussen.

Wenn Sie die Übung aus dem Kapitel „Mir selbst der beste Freund werden" (siehe Seite 54) mit der morgendlichen Umarmung und dem anschließenden Lächeln praktizieren, haben Sie die Wirkung schon am eigenen Leibe erfahren.

Auf ähnliche Weise hilft es vielen Rednern, sich vor ihren Auftritten in eine sogenannte *Power-Pose* zu begeben, eine Körperhaltung, die unserem Gehirn Erfolg signalisiert. Das geht ganz einfach, Sie können es gleich mal ausprobieren: Stellen Sie sich aufrecht hin, die Beine schulterbreit und die Füße fest mit dem Boden verankert, und strecken Sie nun Ihre beiden Arme in die Höhe wie ein V oder auch leicht abgeknickt. Und so verharren Sie nun mindestens 2 Minuten. Diese Körperhaltung signalisiert Ihrem Gehirn Kraft und Erfolg, mit ziemlich großer Wahrscheinlichkeit müssen Sie während der zwei Minuten lächeln. Sie können die Übung auch mal vor dem Spiegel machen und beobachten, wie sich Ihre Gesichtszüge dabei verändern. Wenn Sie aus der Pose herauskommen, werden Sie sich gestärkt fühlen für eine Herausforderung, die von Ihnen liegt, denn durch die Haltung werden ähnlich wie bei der Lächel-Übung Botenstoffe ausgeschüttet, die wiederum in Ihrem Gehirn wirken. Sie können also durch eine sehr simple Körperhaltung aktiv Ihre Stimmung und Ihren Erfolg beeinflussen. Die Sozialpsychologin Amy Cuddy hat die Wirkung von Körpersprache intensiv erforscht: „Wir werden von unserer eigenen Körpersprache, unseren Gedanken, unseren Gefühlen und unserer Physiologie beeinflusst", erklärt sie in ihrem TED-Talk *Your Body Language May Shape Who You Are*. In mehreren Studien wies sie einen maßgeblichen Anstieg des Dominanzhormons Testosteron und einen starken Abfall des Stresshormons Cortisol nach nur zweiminütigem *Power-Posing* nach.

Nach einem ähnlichen Prinzip wie Körperhaltungen wirken übrigens auch Bilder auf unser Gehirn. Ein Bild von einem Strand mit weißem Sand, Palmen und einer Hängematte löst in den meisten Menschen Wohlgefühl aus, während hässliche oder abstoßende Bilder einen gegenteiligen Effekt haben. In manchen Thrillern oder Dokumentationen sehen wir Bilder, die uns den Blick abwenden lassen, die Abwehr in uns erzeugen, während wir uns an anderem nicht sattsehen können und im Urlaub unzählige Fotos derselben Landschaft machen.

Deshalb sind unsere inneren Bilder so wichtig für unseren kurzfristigen und langfristigen Erfolg. Sie können die Ergebnisse Ihrer Bemühungen unterstützen, indem Sie entsprechende Bilder entwerfen. Dabei ist es egal, ob es um ein überschaubares Unterfangen geht, wie das Gespräch im Job nächste Woche, oder um ein größeres, wie die Planung Ihrer Zukunft mit einer persönlichen oder beruflichen Veränderung. Unser Gehirn wird von diesen inneren Bildern beeinflusst und unterstützt uns dabei, unsere positive Vision umzusetzen.

Ich möchte Sie deshalb einladen, vor Ihrem geistigen Auge ein möglichst buntes und lebendiges Bild Ihrer Zukunft zu malen. Sie haben in den letzten Kapiteln dieses Buches intensiv daran gearbeitet, Ihre eigenen Bedürfnisse kennenzulernen. Gehen Sie nun noch einen Schritt über die Bedürfnisse hinaus und nehmen Sie Ihre Wünsche und Träume dazu. Überlegen Sie, je nachdem wie „groß“ die Veränderung ist, wo Sie in zwei, fünf oder zehn Jahren stehen möchten.

Können Sie sich sehen in Ihrer Zukunft? Bitte nehmen Sie diese Vorstellung und schreiben Sie im Folgenden einen Brief an einen Freund oder einen Tagebucheintrag darüber. Stellen Sie sich Ihre eigene Person in zwei, fünf oder zehn Jahren vor und beschreiben Sie möglichst genau, lebendig und bunt, in welcher Situation Sie sich befinden und wie Sie dort hingekommen sind. Wenn Sie sich zum Beispiel in zehn Jahren in einer anderen Wohnung sehen, dann beschreiben sie diese so konkret wie möglich. Wo ist sie? Ist es ein Alt- oder ein Neubau? In welchem Stock liegt sie? Wie viele Zimmer hat sie? Wie ist sie eingerichtet? Hat sie Holz- oder Steinböden? Halten Sie sich, während Sie schreiben, darin auf? Wo sitzen sie? Wohnen Sie dort allein oder mit anderen? Beschreiben Sie alles so, dass Sie und der imaginierte Adressat eine bildliche Vorstellung davon bekommen. Wenn Sie in Ihrer Vision in einer schönen Wohnung wohnen, dann beschreiben Sie, wie diese aussieht. Denn schön ist keine Beschreibung, sondern Ihre Beurteilung. Einem Gegenüber und auch Ihrem Gehirn müssen Sie aber eine klare Schilderung geben, damit diese etwas damit anfangen können. Ihr Gehirn braucht Bilder, damit die Vision wirken kann. Lassen Sie Atmosphäre entstehen, wie in einem Roman. Wenn Sie Lust haben, können Sie sich von Stefans Geschichte inspirieren lassen. Im Anschluss daran finden Sie auf zwei Seiten Platz für Ihre Vision.

Meine Vision

Ich setzte den Fuß in die Luft und sie trug.

Hilde Domin

Stefan wirkt ziemlich hoffnungslos bei unserem ersten Online-Meeting. Nach der Trennung von seiner Partnerin vor vier Jahren hatte er sich auf die Arbeit gestürzt. Er nahm in einer anderen Stadt einen neuen Job an, und es gab kaum mehr anderes in seinem Leben als die Arbeit. Abgesehen von seinen zwei Jungs, die er aber nur einmal im Monat sah, da sie einige Hundert Kilometer entfernt bei ihrer Mutter lebten. Stefan hatte sein Leben so aus der Balance kommen lassen, dass er krank geworden war. Dank einer sehr guten Therapie ging es ihm schon wieder viel besser. Zu mir kommt er, um sein Leben aktiv in die Hand zu nehmen und wieder für mehr Balance zu sorgen. Wir widmen uns im Coaching ganz gezielt den Lebensbereichen, die in den letzten Jahren zu kurz gekommen sind. Schon bald zeigt sich, dass Stefan einige Ressourcen und Interessen hat, die er aktivieren kann. Wir entwickeln Pläne, was die ersten Schritte sein können und wo es hingehen kann. Auf dieser Grundlage bitte ich ihn, seine Vision bis zu unserem nächsten Treffen bunt und lebendig auszumalen und aufzuschreiben. Stefan überrascht mich vor unserem nächsten Treffen mit einer E-Mail.

Stefans Brief aus der Zukunft

Hallo Frau Prokop,

ich weiß nicht, ob Sie sich noch an mich erinnern. Ich war vor zehn Jahren bei Ihnen beim Online-Coaching. Ich war damals ziemlich fertig, weil in den letzten Jahren irgendwie alles verkehrt gelaufen war. Ich hatte das Gefühl, dass ich das alles nie wieder hinkriege. Ich wusste, dass es so nicht weitergehen kann, aber alles, was vor mir lag, um was daran zu ändern, erschien mir viel zu krass. Aber zum Glück hatte ich ja Sie. Sie haben nicht lockergelassen, und ich musste ran.

Heute bin ich sehr froh, dass Sie mir damals diese Schubser gegeben haben. Stellen Sie sich vor, ich schreibe Ihnen heute aus meiner alten Heimat. Ich hatte doch immer so Heimweh nach Oberfranken. Deshalb habe ich mir dort ein Freizeitgrundstück gekauft und ein Tiny House draufgestellt, mit Veranda! Ich habe Ihnen Fotos angehängt. Es ist wunderschön hier, ganz einsam am Waldrand gelegen. Morgen kommen die Jungs aus München. Dann machen wir ein Feuer, grillen Kartoffeln in der Glut und Würstel und genießen die Ruhe und den Sternenhimmel. Hier ist so wenig Lichtstreuung, dass man sogar die Milchstraße sieht. Die Kinder kommen mich hier regelmäßig besuchen und wir haben immer viel Spaß. Tim, mein Großer, war auch schon mal mit ein paar Freunden übers Wochenende hier.

Außerdem habe ich endlich Leipzig, wo es mir nie so richtig gefallen hat, hinter mir gelassen und bin nach Frankfurt gezogen. Schon vor vier Jahren. Da habe ich studiert und kenne noch ein paar Leute. Und der Job dort ist auch besser. Ich habe viel mehr Freiheiten als vorher. Freitags arbeite ich von zu Hause und fahre oft schon Donnerstagabend hier raus. Seit einem halben Jahr habe ich eine sehr schöne und große Wohnung im Nordend zusammen mit meiner Freundin, mit der ich seit drei Jahren zusammen und sehr glücklich bin.

Sie sehen, es läuft! Ich hoffe, auch bei Ihnen.

Danke noch mal, dass Sie mich in die Gänge gebracht haben.

Viele Grüße, Ihr Stefan R.

KEINE ANGST VOR ENTSCHEIDUNGEN

Ich hoffe, dass Sie in den vorangegangenen Kapiteln dieses Buches Ihren eigenen Bedürfnissen und Wünschen nähergekommen sind: weil Sie gut für sich sorgen, sich von Tag zu Tag mehr vertrauen, weil Sie wissen, was gut für Sie ist, und weil Sie Ihre Wünsche als wert erachten, umgesetzt zu werden. Ich würde mir wünschen, dass Sie sich darüber klar geworden sind, wo Sie jetzt stehen und wo Sie gerne hinmöchten, und dass Sie ein Gefühl dafür entwickelt haben, wo Sie sich (noch) im Wege stehen, und wie Sie dagegen angehen können. Wenn Sie all diese Schritte durchlaufen haben, dann ist es an der Zeit, sich langsam, aber sicher der Umsetzung zu nähern und Ihren individuellen Weg der Veränderung Schritt für Schritt anzugehen.

Der allererste Schritt auf Ihrem Weg ist Ihre Entscheidung für sich, für diesen selbst gewählten Weg: ein klares Ja zu ihrem Vorhaben. Und damit ist der erste Schritt einer der größten. Immer wieder erlebe ich Klientinnen und Klienten im Coaching, die nach intensiver Arbeit ganz genau wissen, wo es sie hinzieht. Doch die Angst, dass diese Änderung der Wegrichtung ein Fehler sein könnte, hält sie - zunächst - davon ab, diese Entscheidung letztendlich zu treffen.

Angst vor etwas Neuem, Unbekanntem zu haben ist normal. Da wir es nicht kennen, wissen wir nicht, was uns erwartet und wie es sich in der Situation wirklich anfühlt. Bisher haben wir nur eine vage Vorstellung oder Vermutung. Was, wenn die gar nicht eintrifft? Wenn es an diesem unbekannten Ort gar nicht so gut ist wie erwartet? Oft ist das Einladen von etwas Neuem in unser Leben damit verbunden, etwas Bestehendes aufzugeben oder loszulassen. Umso größer ist dann die Sorge, dass vielleicht das Neue gar nicht besser ist als das Gewohnte? Einige Menschen entscheiden sich dann für das, was sie kennen, für den Spatz in der Hand. „Better the devil you know", sagen die Engländer. Da weiß man, was man hat, diesen Teufel kennt man schon. Ein Zitat, das ich sehr mag, stammt von Lichtenberg: „Ich weiß nicht, ob es besser wird, wenn es anders wird. Aber es muss anders werden, wenn es gut werden soll." Ich mag es so sehr, weil es eine tiefe Überzeugung von mir so schön in Worte fasst: Auch wenn Sie nicht wissen können, wie es ist, wenn Sie an ihrem Ziel ankommen: Wenn Sie da, wo Sie sich jetzt befinden,

Was nützt die Freiheit
des Denkens, wenn sie nicht zur
Freiheit des Handelns führt.

Jonathan Swift

unzufrieden oder unglücklich sind, ist es gut loszugehen. Wenn es dann dort nicht gut ist, müssen Sie vielleicht noch mal ein Stückchen weiter gehen.

Ich will Ihre Bedenken nicht wegwischen. Im Gegenteil. Ich möchte, dass Sie sich diese ansehen, so wie ich es mit meinen Klienten im Coaching mache: Wir überprüfen die Bedenken auf ihre Stichhaltigkeit. Sie erinnern sich an die Wolken-Übung (siehe Seite 104)? So wie wir Simons Bedenken vor dem Gespräch mit seinem Chef geprüft haben, können Sie es auch mit den Zweifeln und Bedenken hinsichtlich Ihrer Entscheidung tun. Auf diese Weise können Sie herausfinden, ob ernst zu nehmende Hindernisse dahinterstehen, ob hinderliche Glaubenssätze oder Persönlichkeitsanteile der Grund sind oder ob Sie einfach Angst haben, die Komfortzone zu verlassen.

Ein häufiges Ergebnis beim Prüfen der Zweifel ist übrigens: Kann ich nur wissen, wenn ich es ausprobiere. Ein bisschen Mut gehört also dazu. Um den aufzubringen, ist es gut, Notfallpläne zu entwerfen, eine Art Worst-Case-Szenario: Denn wenn Sie wissen, was im schlimmsten Fall passieren könnte, und dafür gerüstet sind, fällt das Losgehen sicher leichter. Und Sie wissen ja, hier gilt das Regenschirm-Prinzip: Wer gerüstet ist, bleibt in der Regel verschont.

In diesem Zusammenhang möchte ich Ihnen eine kleine Geschichte aus meiner eigenen Erfahrung erzählen. Ich stand vor einigen Jahren vor einer großen Entscheidung, die mir auch Angst machte. Ich habe lange hin und her überlegt, mit Freunden gesprochen, abgewogen - so lange, bis ich irgendwann gar nicht mehr wirklich wusste, was ich wollte, weil vor lauter Pro- und Contra-Listen und Ratio auch noch mein letztes Fünkchen Intuition übertönt wurde. Zu dieser Zeit war ich eines Samstagmorgens in einem mir unbekannten Waldstück unterwegs und kam an eine Gabelung. Ich wusste nicht, wo es lang geht, ich wollte zu einem nahe gelegenen See, den ich bisher nur mit dem Auto aufgesucht hatte. Es gab keinen Wegweiser und es war auch nichts zu sehen, also entschied ich mich kurzerhand für die rechte Abzweigung, da der Weg schöner aussah. Er war schmal und relativ eingewachsen. Die Morgensonne fiel schräg ein und beschien die noch in den Nadeln hängenden Tautropfen, was dem Ganzen eine Art Zauberwald-Ambiente gab. Ich ging also mit vielen inneren Ahs und Ohs den schönen Waldweg entlang und stand nach etwa zehn Minuten auf einer wunderschönen Lichtung, von der aber kein Weg mehr weiterführte. Die rechte Abzweigung hatte sich nicht als der rechte Weg erwiesen, und so blieb mir nichts anderes übrig, als umzukehren. Normalerweise hätte ich mich darüber geärgert. Der Weg war aber so enorm schön gewesen, dass ich ihn gut gelaunt zurückging und mich freute, was für eine schöne Waldstelle ich hier entdeckt hatte. Noch heute gehe ich manchmal mit Klienten zum Waldbaden dorthin. Zurück an der Gabelung nahm ich den anderen Weg, auf dem schon bald der See sichtbar wurde, und plötzlich machte es Klick: Ich traf, aus dem Bauch heraus, ganz spontan in diesem Wald meine Entscheidung, die ich schon so lange mit mir herumgetragen hatte. Intuitiv hatte ich das eben Erlebte auf meine aktuelle Lebenssituation übertragen: Durch meine Entscheidung für die falsche Abzweigung hatte ich so viel Schönes gesehen und diese wunderschöne Lichtung gefunden, die sich hervorragend für ein Picknick eignete und die ich sicher noch öfter aufsuchen würde. Natürlich hatte ich auch etwas Zeit verloren, aber das war nicht wirklich dramatisch. Vielleicht könnte das auch im „echten Leben" so sein, dachte ich: dass auch eine im dümmsten Fall sich als falsch erweisende Entscheidung positive Nebeneffekte hat. Ich beschloss, mich zu trauen, war sehr aufgeregt und freute mich auf das, was mich erwarten würde.

Also klopfen Sie Ihre Entscheidung ab, entwerfen Sie gegebenenfalls Notfallpläne, und wenn Sie dann sagen können „Ja, ich will!", dann geht es wirklich mit der Umsetzung weiter.

Mut kommt von machen.

Tanja Peters

Mein Plan für den Worst-Case:

Wenn ich mich traue, meinen Wünschen zu folgen, könnte im schlimmsten Fall passieren:

Warum macht mir das Angst?

Wie kann ich mich stärken:

- Welcher Gedanke oder positive Glaubenssatz könnte mir dabei helfen?

- Welche meiner Eigenschaften könnte mir dabei helfen?

- Wer könnte mir dabei helfen?

Kann ich mich mit diesen inneren und äußeren Unterstützern trauen, meine Entscheidung zu treffen oder fehlt mir noch etwas?

Wenn Sie große Bedenken haben oder sich damit überfordert fühlen, holen Sie sich für diese Arbeit einen Coach an die Seite und entwerfen Sie gemeinsam einen Umsetzungsplan und ein Worst-Case-Szenario.

DER WEG ZUM ZIEL

Vielleicht sind Sie voller Tatendrang, Ihr Ziel liegt in greifbarer Nähe und Sie haben richtig Lust, sich an die Umsetzung zu machen. Vielleicht wird Ihnen jetzt aber auch ganz anders und Sie denken, das, wo Sie hinwollen, ist so weit weg vom Ist-Zustand, dass Sie gar nicht erst loszugehen brauchen. Wenn dem so ist, kann ich Sie nur erst recht ermutigen: Denn das bedeutet ja, dass Sie momentan sehr weit von einem Leben nach Ihren Vorstellungen entfernt sind. Was sehr schade ist, denn wir haben nur dieses eine Leben. Und das ist zu kostbar, um es zu verschwenden oder uns gar dabei krank zu machen. Und auch nicht der Sinn unseres Lebens, wenn Sie sich an den anfangs zitierten Satz von Michael Lehofer erinnern. Der Sinn ist, dass Sie sich Lebensumstände schaffen, die Sie, so gut es geht, zum Blühen bringen. Der Sinn ist nicht, in freudlosen Umständen zu verharren, etwas auszuhalten oder abzuarbeiten.

Vielleicht erscheint Ihnen dieser Weg lang und steinig. Mag sein. Aber ich kann Sie beruhigen, auch das ist kein Hinderungsgrund. Wenn Ihnen der vor Ihnen liegende Weg wie ein Marathon, eine Alpenüberquerung oder eine

Besteigung des Kilimandscharo vorkommt, dann planen Sie eben entsprechend.

Nehmen wir an, Sie sind ein wenig bis durchschnittlich trainierter Mensch, und ein Punkt auf Ihrer Bucket List ist, zu Fuß die Alpen zu überqueren. Was könnten Sie tun, um sich diesen Traum zu erfüllen?

Denken Sie jetzt bitte nicht: „Nichts. Geht eh nicht." Diese Antwort ist keine Option. Versuchen Sie, sich realistisch vorzustellen, was Sie tun könnten, wie Sie es angehen könnten.

Zunächst einmal müssten Sie sich vermutlich ein Bild der Lage machen und sich gut informieren. Über die möglichen Strecken, über die Länge der einzelnen Etappen. Sie könnten sich über mögliche Erleichterungen wie Gruppentouren mit Gepäcktransport kundig machen. Sie könnten herausfinden, wann ein guter Zeitpunkt für diese Unternehmung ist und was für Equipment Sie brauchen.

Und danach müssten Sie vermutlich fleißig trainieren. Angenommen, Sie möchten Ihren Plan in einem Jahr umsetzen: Dann könnten Sie sich einen Trainingsplan machen, mit dem Sie sich langsam steigern. Vielleicht brauchen Sie Begleitung beim Training und gönnen sich für diesen Lebenstraum einen Personal Trainer, der Sie dem nötigen Fitnessgrad näher bringt, Sie berät, Ihre Ernährung anzupassen. Vielleicht suchen Sie sich für den Weg einen Bergführer oder Begleiter, um sich sicherer zu fühlen. Im Laufe dieses Jahres könnten Sie mit verschiedenen Bergtouren, die Sie einplanen, Ihr Fitnesslevel überprüfen und sich nach bestandener

Trainingsetappe zur Belohnung einen Teil des Equipments kaufen.

So wie Sie einen solchen Weg angehen würden, können Sie auch Ihre Lebensveränderung angehen. Ich kenne Menschen, die eine sichere Position gegen eine unsichere eingetauscht haben oder schweren Herzens ihre Familie verlassen haben, um gut für sich selbst zu sorgen. Solche tiefgreifenden Veränderungen wollen wohldurchdacht und gut geplant sein. Entscheidungen wie diese setzt man in aller Regel nicht von heute auf morgen um, sie brauchen Zeit.

So wie Sie sich über Wegstrecken über die Alpen informieren können, könnten Sie sich im Hinblick auf Ihren Veränderungswunsch zuallererst mal einen Ratgeber besorgen, um sich vorsichtig mit dem Thema vertraut zu machen. Vielleicht bekommen Sie dadurch Inspirationen für Ihre eigene Lage oder Mut, wenn Sie von Menschen lesen, die einen vergleichbaren Schritt gegangen sind. Ob alternative Arbeitsmodelle, Selbstständigkeit oder Patchwork-Familie, Sie werden mit Sicherheit Erfahrungsberichte finden. Und analog zur Alpenüberquerung könnten Sie auch hier schauen, was Sie auf dem Weg brauchen: Hilfe bei der Erstellung eines Businessplans vielleicht, eine Gründungsberatung oder einen Coach an Ihrer Seite. Vielleicht müssen Sie auch auf diesem Weg etwas trainieren, nur eben nicht Ausdauer und Kraft, sondern vielleicht das Loslassen bestimmter Werte oder Glaubenssätze, sich erfolgreich abzugrenzen oder das Stärken Ihrer Stärken.

Während ich das so schreibe, höre ich meine Freundin Hannah zufrieden nickend sagen: „Klingt nach nem Plan." Was meinen Sie?

Denken Sie jetzt bitte an Ihr Ziel und machen Sie sich, nach dem obigen Schema, ein paar erste Notizen in der folgenden Tabelle:

Der Weg zu meinem Ziel

Worüber will ich mich informieren?

Wo kann ich mir entsprechendes Wissen aneignen?

Wann kann ich das machen?

Kenne ich jemanden, den ich zu dem Thema befragen kann?

Wann werde ich sie oder ihn kontaktieren?

Was brauche ich alles an Vorbereitung?

Brauche ich einen Wegbegleiter? Wo könnte ich einen finden?

Wie können die Etappen meines Weges aussehen? Lässt er sich schon jetzt in unterschiedliche Schritte unterteilen?

Wenn Sie diese Punkte ausgefüllt haben, haben Sie Ihren Plan schon ein wenig aufgesplittet und zugänglicher gemacht - selbst wenn für Sie noch keine Wegetappen sichtbar sind. Besonders wichtig sind übrigens die zwei oben enthaltenen Terminfragen, wann Sie sich informieren und wann Sie gegebenenfalls eine Person befragen. Vielleicht erschien Ihnen das nebensächlich und Sie haben es gar nicht ausgefüllt. Wenn das so sein sollte, bitte ich Sie, das jetzt nachzuholen. Nehmen Sie Ihren Kalender zur Hand, suchen Sie einen Termin und tragen Sie ihn bitte hier und in Ihrem Kalender ein. Das ist ein kleiner, aber wichtiger Schritt, um Ihr Unterfangen realer zu machen, aus Ihrem Kopf in Ihr Leben zu holen, und vor allem um es nicht immer wieder auf ein unbestimmtes „Mache ich dann mal" zu verschieben.

RAUM ZUM WACHSEN

Egal, welche Veränderung Sie sich vorgenommen haben, wie groß oder klein Ihr Ziel ist, wie nah oder fern. Egal, ob Sie vorhaben, künftig für eine bessere Lebensbalance zu sorgen und sich dafür Freiräume im Job oder in Ihrer Familie schaffen wollen. Egal, ob Sie planen zu kündigen, ob Sie eine neue Gewohnheit (zum Beispiel eine neue Sportart) in Ihrem Leben etablieren wollen, ob Sie sich aus einer Beziehung, die Ihnen nicht mehr guttut, lösen möchten, oder ob Sie einen großen Umzug oder Ortswechsel planen: Machen Sie den ersten

Schritt. Und dann seien Sie bitte geduldig mit sich und geben Sie sich Raum zum Wachsen.

Wie bei so vielem im Leben gilt auch hier: Es ist noch kein Meister vom Himmel gefallen. Vielleicht denken Sie, Sie können noch nicht losgehen, weil Ihnen immer noch – auch wenn Sie jetzt wissen, wo Sie hinwollen - das richtige Handwerkszeug dazu fehlt. Sie wissen vielleicht, dass Sie lernen müssen, sich besser abzugrenzen, meinen aber, es noch nicht gut genug zu können. Deshalb planen Sie, das erst zu perfektionieren, um sich danach auf den Weg zu machen. Das ist ein verbreiteter und nachvollziehbarer Gedankengang, doch wenn Sie darauf warten, fangen Sie wahrscheinlich nie an. Denn letztlich dient er dazu, nicht anfangen zu müssen. Wir können uns nämlich sehr lange denken, dass dieses oder jenes noch nicht gut genug sei (die Fähigkeiten, der Plan etc.), nur um noch ein bisschen abzuwarten und in der Komfortzone beim "devil we know" zu verharren. Doch der Weg ist ein Teil des Ziels, und Sie werden unterwegs Schritt für Schritt besser werden. Vielleicht müssen Sie zwischendurch mal eine Pause einlegen, ein paar Schritte zurückgehen und sich noch mal besser umsehen, weil Sie eine Abzweigung verpasst haben. Aber das ist kein Grund, nicht loszugehen. Wie bei einem richtigen Weg eben.

Fangen Sie mit kleinen und einfachen Schritten an. Sie möchten, um mehr Ausgleich in Ihrem Leben zu haben und Ihr Stresslevel zu senken, mehr Bewegung in Ihr Leben

Manchmal zeigt sich
der Weg erst, wenn man anfängt,
ihn zu gehen.

Paolo Coelho

einbauen? Sie wollen das ändern, weil Sie wissen, wie gut Ihnen körperliche Ertüchtigung für Ihr Wohlbefinden tut, aber Sie bekommen es im Alltag einfach nicht hin. Vielleicht hat es geklappt, als Sie in der Klinik oder krankgeschrieben waren, aber nun im Alltag wird nichts daraus.

Zuallererst: Überlegen Sie sich, welche Art der Bewegung Ihnen Freude machen würde. Das ist das Allerwichtigste bei dem ganzen Unterfangen. Wenn Sie nicht gerne joggen gehen, Sie aber planen zu joggen, weil Sie das früher schon mal gemacht haben und noch ein paar alte Joggingschuhe im Keller stehen, dann ist das keine gute Voraussetzung, um eine neue Gewohnheit zu etablieren.

Neue Gewohnheiten brauchen Zeit. Es dauert im Schnitt ungefähr 66 Tage, um eine neue Verhaltensweise zu etablieren. Das liegt daran, dass viele Prozesse in unserem Gehirn ganz automatisiert ablaufen. Je öfter wir uns auf eine gewisse Art und Weise verhalten, desto besser können wir dieses Verhalten abrufen. Und umso schwieriger ist es, anstelle der alten Gewohnheiten neue Verhaltensmuster zu etablieren.

Die Neurowissenschaft, die die Funktionen unseres Nervensystems erforscht, spricht in diesem Zusammenhang von Autobahnen und Trampelpfaden in unserem Gehirn. Die etwa 100 Milliarden Neuronen in unserem Gehirn kommunizieren miteinander über die Synapsen. Als Autobahnen gelten die Synapsenverbindungen, an denen Reize automatisiert weitergegeben werden. Wenn wir uns ein neues Verhalten aneignen möchten, dann müssen wir in unserem

Gehirn neue Synapsenverbindungen wie einen Trampelpfad entstehen lassen.

Stellen Sie sich eine ungemähte, hohe Wiese vor, durch die Sie sich einen Weg bahnen möchten. Sie müssen die Füße richtig hoch heben, um die Grashalme nach unten zu treten. Und dann wird sich das Gras hinter Ihnen erst mal wieder aufrichten, das lässt sich nämlich nicht so mir nichts, dir nichts niedertreten. Wenn Sie denselben Weg noch einmal gehen möchten, werden Sie ihn nicht automatisch finden, Sie müssen sich erst wieder orientieren: Wo bin ich noch mal entlanggegangen? Wie habe ich das noch gemacht? Jedes Mal, wenn Sie diesen Pfad entlanggehen, wird er klarer sichtbar und vor allem leichter zu gehen, und wenn Sie ihn oft genug gegangen sind, wird irgendwann ein ansehnlicher Weg daraus, der von Weitem sichtbar ist und den Sie mit Leichtigkeit entlanggehen können. So ähnlich müssen Sie sich das auch in Ihrem Gehirn vorstellen.

So wie ein Trampelpfad nicht von einem Tag auf den anderen entsteht, so brauchen auch neue Gewohnheiten ihre Zeit. Wenn Sie Lust haben, probieren Sie das mit dem Trampelpfad doch einfach mal draußen in der Natur aus. Oder schauen Sie mal auf meinem Blog vorbei (www.evaprokop.de/blog), dort gibt es einen Artikel zu diesem Thema, bei dem Sie auch Fotos eines Trampelpfades in unterschiedlichen Stadien finden.

Egal, ob Ihr Veränderungswunsch also - um bei der Wegmetapher zu bleiben - für Sie eher einem Spaziergang oder

der oben erwähnten Alpenüberquerung gleicht: Anfangen müssen Sie in der Regel mit einem Trampelpfad, aus dem sich dann Ihr neuer Weg entwickeln kann.

Lassen Sie uns noch einmal zum Thema Joggen zurückkommen: Wenn Ihr Gehirn gerade gefordert ist, eine neue Synapsenverbindung zu etablieren, wäre es gut, wenn es mit der Neuerung gute Gefühle und Freude verbindet. Wenn Sie mit Joggen also gute Erinnerungen verbinden (wie Freiheit, frische Waldluft, Ihren Rhythmus laufen etc.), dann ist das eine wunderbare Voraussetzung für eine neue Gewohnheit. Wenn Sie damit jedoch Gedanken verbinden wie „Als ich mich damals immer bei Wind und Wetter rausgequält habe", „Viel zu anstrengend", „Ich war dauernd außer Puste", dann sollten Sie sich auf die Suche nach einer Sportart machen, die Freude in Ihnen auslöst. Welche Art von Bewegung könnte Ihnen Spaß bringen? Möchten Sie statt Joggen lieber Trampolinspringen oder auf dem Heimtrainer treten? Denken Sie mal ganz neu. Vielleicht ist es etwas, das Sie noch nie mit sich in Verbindung gebracht haben und deshalb gar nicht in Erwägung ziehen. Googeln Sie doch mal nach einer Liste von Sportarten und lassen Sie sich inspirieren.

Wenn Sie dann etwas gefunden haben ist mein nächster Tipp: Beginnen Sie langsam und in kleinen Schritten. Erinnern Sie sich daran, was ich Ihnen über mein 15-Minuten-Yoga am Morgen erzählt habe? Für mich persönlich ist das ein super Zeitfenster, das ich auch regelmäßig durchziehen kann. Wenn die Ziele zu groß sind, um sie einzuhalten, fördern wir damit keine guten Gefühle, sondern Unzufriedenheit und Frustration.

Überlegen Sie sich, wann das beste Zeitfenster für Sie wäre, und wie viel Zeit Sie dafür regelmäßig einplanen wollen. Was liegt Ihnen mehr? Jeden Tag ein bisschen, zweimal die Woche oder ein längerer Termin an einem festen Tag? Falls Sie sich gegen ein tägliches Ritual entscheiden, das einen festen Platz hat wie nach dem Aufstehen, Heimkommen, vor dem Zubettgehen, dann tragen Sie sich gegebenenfalls die Termine in den Kalender ein, um Sie auch einzuhalten. Das ist übrigens einer der Gründe, warum ich ein Fan von ganz kurzen, überschaubaren und barrierefreien Etappen für den Anfang bin. Eine Viertelstunde Zeit ist immer, längere Termine wie ein 90-Minuten-Yogakurs oder ein Training im Schwimmbad, für das ich erst eine längere Anfahrt in Kauf nehmen muss, werden leichter verschoben, weil die Zeit dafür fehlt beziehungsweise anderes schnell wichtiger erscheint. Wenn Sie aber wissen, dass Sie die nötige Konsequenz aufbringen, einen solchen Termin von Anfang an regelmäßig einzuhalten, dann ist das großartig und ich kann Sie nur bestärken. Denn daraus können Sie einen regelmäßigen kleinen Mini-Urlaub machen, der Ihre Akkus wunderbar auffüllt.

Ganz wichtig bei der Etablierung der Gewohnheiten: Versuchen Sie, wann immer es geht, sich daran zu halten.

Sollten Sie es aus einem guten Grund jedoch mal nicht schaffen, seien Sie bitte nicht zu streng mit sich. Wenn dann sofort der innere Kritiker auf den Plan tritt und Sie runtermacht, ist das eher kontraproduktiv. Seien Sie geduldig und gütig mit sich.

Das gleiche Prinzip, das ich Ihnen gerade geschildert habe, funktioniert übrigens auch, wenn Sie Dinge nicht mehr tun möchten. Angenommen, Sie haben sich fest vorgenommen, künftig weniger Überstunden zu machen und pünktlich um 17:30 Uhr das Büro zu verlassen. Sie stellen sich dafür extra eine Erinnerungsfunktion in Ihrem PC an, die Sie um 16:30 Uhr daran erinnert, dass Sie noch eine Stunde haben, sodass Sie sich rechtzeitig einteilen können, was unbedingt noch heute fertig werden muss und was Sie auf morgen verschieben können. Das haben Sie schon zwei Wochen gut durchgezogen, und dann kommt um 17:00 Uhr der Anruf eines Kollegen mit einer Bitte, die dazu führt, dass Sie noch mindestens zwei Stunden bleiben müssen. Unter normalen Umständen wäre das kein Thema für Sie, aber Sie wissen, dass Sie momentan noch gut auf sich achten und mit Ihren Reserven haushalten müssen. Sie sind noch in einem innerlichen Dilemma, während Sie aus alter Gewohnheit schon laut sagen: „Na gut, mache ich."

Seien Sie in so einer Situation nachsichtig mit sich. Was man sich jahrzehntelang antrainiert hat, verschwindet nicht innerhalb von ein paar Wochen aus Ihrem System. Sie haben aus Gewohnheit gehandelt und helfen Ihrem Kollegen. Sie machen eine Ausnahme, das ist nicht schlimm. Schauen Sie, ob Sie eine Möglichkeit finden, die Überstunden zeitnah abzubauen und sich für die Mehrarbeit an einem anderen Tag ein Mehr an Freizeit zu gönnen.

Wenn das, was Sie sich vorgenommen haben - egal, ob es sich um Neinsagen, selbstfürsorgliches Verhalten, eine Neustrukturierung Ihres Tages oder ganz etwas anders handelt -, nicht gleich klappt, ist das nicht schlimm. Probieren Sie es einfach wieder. Sie werden langsam immer besser werden und Sie werden an diesen Erfahrungen wachsen. Wenn Sie dranbleiben, werden Sie Ihre Fortschritte sehen. Und wenn Sie diese würdigen und feiern, gehen Sie von Mal zu Mal leichter über Ihren Trampelpfad, und der hat die Chance, mit der Zeit zu einer richtig gut ausgebauten Autobahn zu werden.

Nachwort: Burn-out – das große Los!

Immer wieder im Laufe unseres Lebens werden wir mit Situationen konfrontiert, die wir uns so nicht gewünscht oder vorgestellt haben, sei es ein Verlust, eine Trennung oder eine Krankheit. Das ist nicht schön, und das darf und soll auch betrauert werden. Doch wir sind es, die die Wahl haben: uns in unserem Unglück zu suhlen, uns als Opfer der Umstände zu sehen und damit zu hadern oder die Entscheidung zu treffen, uns selbstmächtig und selbstwirksam aus der Schockstarre zu befreien und das für uns Beste aus der Situation zu machen.

Das ist es, was hinter meinem Motto „Veränderung leben" steht: veränderte Umstände aktiv gut zu gestalten. Manchmal brauchen wir, um Chancen zu erkennen, um Kraft aufzubringen oder einfach, um in einer solchen schwierigen Lage ein wenig an die Hand genommen zu werden, Begleitung. „Sie haben mich auf den Weg gebracht", ist eine der häufigsten Rückmeldungen, die ich von meinen Klientinnen und Klienten bisher bekommen habe. Und eine der schönsten, die ich mir vorstellen kann, denn das ist mein Ziel: Menschen auf ihrem Weg der Selbstwirksamkeit und Selbstfürsorge zu begleiten, bis sie ihn allein gehen können.

Als ich 2016 nach einem totalen Zusammenbruch wegen eines Burn-out-Syndroms meine letzten Kräfte mobilisiert hatte, um mich in eine psychosomatische Klinik zu begeben, hatte ich das Gefühl, mein ganzes Leben liegt in Scherben vor mir – und ich habe mich schrecklich geschämt.

Ich hatte das Gefühl, auf ganzer Linie versagt zu haben, und in diesem Zustand des Nicht(s)-mehr-Könnens auch nichts mehr wert zu sein. Erst später habe ich erkannt, was für ein Segen dieser Burn-out und dieser Scherbenhaufen für mein weiteres Leben waren. Er war tatsächlich mein großes Los, und zwar in doppelter Hinsicht: ein Gewinn und ein Startschuss.

Es kam nämlich der Tag, an dem ich begriff, dass dieser Scherbenhaufen mir eine einmalige Chance bietet: die Chance, die Scherben aufzusammeln, alle noch einmal in die Hand zu nehmen, eventuell die ein oder andere auszusortieren, die ich nicht mehr möchte oder die nicht mehr zu mir passt, und dann die übrigen nach meinen Vorstellungen wieder neu zusammenzusetzen.

Ich habe meine „Scherben" gekittet und mir zu einem Mosaik zusammengesetzt, das mir gefällt und zu mir passt und in dem all meine Interessen, Talente, Stärken und Fähigkeiten zum Zuge kommen können. In Japan gibt es eine

Handwerkskunst namens Kintsugi. Dort werden kaputte Keramikteile mit einem mit Goldstaub angereicherten Kleber repariert, die Sprünge und Narben des zerbrochenen Stücks werden also nicht kaschiert, sondern hervorgehoben. Und letztlich sind sie es, die die Besonderheit und Schönheit einer solchen Keramik ausmachen. Auf die Bruchstücke eines Lebens bezogen sind für mich Selbstliebe, Selbstmitgefühl und Achtsamkeit der Kleber – und die Positive Psychologie ist der Goldstaub.

Gute Gefühle können so einiges bewirken, wie Sie im Laufe der Lektüre, und hoffentlich auch der Arbeit mit diesem Buch, sicherlich gemerkt haben. Ich wünsche mir, und vor allem Ihnen, dass Ihre Aufwärtsspirale der guten Gefühle in Gang gekommen ist und Sie zuversichtlich in die Zukunft blicken können. Ich wünsche Ihnen, dass auch Sie in Ihrer Erschöpfung letztlich Ihr großes Los finden: die Chance, noch einmal neu los- oder anders weiterzugehen!

Kennen Sie die Geschichte des alten Cherokee, der seinem Enkel etwas über das Leben erzählt? Die beiden sitzen am Feuer und der Großvater sagt zu seinem Enkel, dass es in seinem Leben, wie im Leben aller Menschen, zwei Wölfe gibt, die in unserem Inneren einen Kampf austragen. Der eine Wolf ist ängstlich, misstrauisch, feindlich und rachsüchtig. Der andere ist liebevoll, freundlich, zugewandt und vertrauensvoll. „Welcher der Wölfe gewinnt den Kampf, Großvater?“, fragt der Junge. „Der, den du fütterst“, antwortet der alte Mann.

Die alte Parabel hat zum Inhalt, was die Positive Psychologie heute wissenschaftlich nachweisen kann. Es ist unsere Entscheidung, welchen Wolf wir füttern, und damit sind wir – bis zu einem gewissen Grad – unseres Glückes Schmied.

Ich habe am eigenen Leibe erlebt, dass Positive Psychologie funktioniert, und sehe es regelmäßig bei meinen Klienten. Ich sehe in meiner täglichen Arbeit, welch wunderbare Folgen es hat, wenn Menschen das PERMA in ihrem Leben befördern, gute Gefühle haben, ihre Stärken leben, sich in Beziehungen befinden, die sie wachsen lassen, ihr Leben als sinnhaft empfinden und sich als wirksam erleben.

Die Grundüberzeugung der Positiven Psychologie ist keine rosarote Brille, die alles schönfärbt. Sie ist das Glas, das halb voll ist, statt halb leer, sie ist die Sonne, die hinter der dunklen Wolke hervorspitzt. Sie kann die Wolke nicht auflösen, aber sie versorgt uns immer wieder mit Lichtblicken, die uns trotz der dunklen Wolke besser leben lassen. Sie ist die Kunst, erst mal auf das zu schauen, was gelingt. Und sie ist die tiefe Überzeugung und die Kraft der Hoffnung, dass die Dinge sich gut entwickeln. Dass sie vielleicht *noch nicht* gut sind, aber *doch noch* gut werden können.

Ich persönlich habe dem kleinen Wort *noch* sehr viel zu verdanken. Viele Elemente meines heutigen Lebens durften langsam wachsen und haben mir Geduld abverlangt. Und Geduld gehört leider nicht zu meinen Stärken. Doch das Vertrauen in die Zukunft und meine Selbstwirksamkeit haben mir den Glauben gegeben, dass die Dinge sich entwickeln können, dass sie *noch nicht* so weit sind, sich aber auf einem guten Weg befinden, im Kleinen und im Großen.

Ein gutes Beispiel für die Wirksamkeit des Wörtchens *noch* ist mein neues, mich mit viel Glück, Bewegung und Ausgleich versorgendes Hobby: Golf. Hätten Sie mir vor fünf Jahren gesagt, dass ich einmal Golf spielen würde, hätte ich Ihnen, *Pardon!* einen Vogel gezeigt. Ich hätte geantwortet: „Niemals, so ein Schnöselsport, auf gar keinen Fall, und außerdem ist das was für alte Leute." So oder so ähnlich hätte ich vermutlich meine Empörung und meine Vorurteile geäußert.

Nun bin ich manchmal im ersten Moment durchaus resolut in meinen Ansichten, aber gleichzeitig auch ein Mensch, der in der Lage ist, seine Meinung zu hinterfragen, und der sich auch gerne eines Besseren belehren lässt. Es kam also der Tag, an dem ich mich in einer Golfschnupperstunde wiederfand (zunächst ehrlicherweise nur, um sagen zu können: „Ich habe es versucht, es macht keinen Spaß. Du kannst aufhören, mich überzeugen zu wollen."). Doch siehe da: Es machte tatsächlich Spaß!

Ich entschloss mich also, die Sache mal genauer unter die Lupe zu nehmen, und machte einen Platzreifekurs. Und dieser Kurs war die Pest. Er triggerte all meine alten Schulsporttraumata und konfrontierte mich regelmäßig mit einer bis dahin tief verinnerlichten Wahrheit: „Ich bin eben einfach unsportlich." Eine von mir immer wieder gemachte Erfahrung in derartigen Kursen wiederholte sich: Ich war die schlechteste der fünf Teilnehmer, es war ein Graus!

Ich bin überzeugt: Wenn ich nicht kurz zuvor ein weiteres Modul Positive Psychologie absolviert hätte, hätte ich hingeschmissen und diesen Kurs abgebrochen. Ein Glück, dass ich das nicht getan habe, denn dann würde ich heute eine große Bereicherung in meinem Alltag missen. Gott sei Dank war die Positive Psychologie gerade allgegenwärtig in meinem Leben, und jedes Mal, wenn der Ball armselig zwei Meter torkelte, statt sich kunstvoll in die Lüfte zu schwingen, oder mir die Handgelenke schmerzten, weil ich mit Karacho in den Boden geschlagen hatte, tönte mir mein wunderbarer Ausbilder Dr. Philipp Streit in den Ohren, wie er sagte: „Noch nicht." Mit diesen zwei kleinen Worten gab ich unermüdlich meinem inneren Kritiker und seinen Totschlagargumenten „Du bist halt einfach unsportlich, du kannst es nicht, lass es besser" Kontra, und es wirkte. „Noch nicht!", sagte ich mir beharrlich, nahm meine alten Vorurteile zu Hilfe und dachte, wenn all diese (alten) Leute das können, wäre es ja gelacht, wenn ich das nicht auch hinkriegen würde.

In diesem „Noch nicht!" liegt eine große Hoffnung und Zuversicht, ja letztlich die Überzeugung, dass es bald, in der Zukunft, eines Tages funktionieren wird. Es liegt der Glaube an die eigenen Fähigkeiten darin.

Diesen Glauben und dieses Vertrauen, die in diesem kleinen Wörtchen *noch* liegen, die wünsche ich Ihnen, für Ihren

Weg, für Ihre Ziele, und vor allem für den Einzug von Selbstliebe und guten Gefühlen in Ihr Leben. Wenn es heute noch nicht so weit ist, wie Sie sich wünschen, seien Sie geduldig: noch nicht, aber bald!

Bonus: Packen Sie Ihren Rucksack

Wenn Sie dieses Buch durchgearbeitet haben, sind Sie bereits auf dem Weg zu Ihrem Ziel.

Egal, wie groß oder klein, wie nah oder fern es ist, Sie werden Ausrüstung und Proviant brauchen. Deshalb packen Sie jetzt hier noch Ihren imaginären Rucksack, in dem Sie dann alles, was Sie für den Weg brauchen, versammelt haben.

Beginnen wir mit den wichtigen Unterlagen, ohne die sollte man keine Reise antreten: In diesem Fall sind das Ihr Lebensbaum, der in der folgenden Übung entstehen darf, Ihre Land- und Schatzkarte, auf der die Stationen Ihres Weges und das, was Sie dafür mitbringen, eingezeichnet sind und ein Vertrag mit sich selbst.

Im Anschluss biete ich Ihnen dann noch einiges an Equipment und Proviant an, das Sie, je nach Bedarf, zusätzlich in Ihren Rucksack füllen dürfen. Denken Sie dabei auch an die Just-in-Case-Dinge: Es gibt vieles, das Sie in Moment vielleicht nicht brauchen, zur Sicherheit aber trotzdem mitnehmen sollten. Sie wissen ja, das Regenschirm-Prinzip.

Übungen

MEIN LEBENSBAUM

Haben Sie auch einen Lieblingsbaum? Meiner ist die Buche. Bitte nehmen Sie ein großes Blatt und zeichnen Sie einen Baum: Beginnen Sie mit dem Waldboden, in dem sich die Wurzeln ausbreiten und aus dem der Stamm aufragt, von dem die Äste weggehen. Zeichnen Sie für jeden Lebensbereich aus Ihrer Bestandsaufnahme einen Ast. So wird es ein paar kräftige Äste mit vielen Zweigen und Blättern geben und ein paar jüngere, an denen noch kleinere Triebe sind.

Und nun bitte ich Sie, noch einmal zurückzublättern zu all dem, was Sie in diesem Buch erarbeitet haben.

Bitte schreiben Sie zuerst Ihre äußeren Ressourcen in den Waldboden und in die Luft, also das, was den Baum von außen am Leben hält, nährt und für ihn sorgt. In die Wurzeln schreiben Sie Ihre Werte und in den Stamm Ihre Stärken.

Benennen Sie dann bitte die einzelnen Äste nach den Lebensbereichen aus Ihrer Bestandsaufnahme, bestücken Sie sie mit Zweigen und Blättern und schreiben Sie an die Äste, wo noch etwas entstehen darf, was Sie sich dort wünschen.

Ihr Baum ist natürlich lebendig und darf wachsen. Wenn Sie also auf Ihrem Weg Stärken entwickeln oder neue Ziele und Visionen ins Auge fassen, tragen Sie sie einfach dazu ein.

MEINE LAND- UND SCHATZKARTE

Im Kapitel „Der Weg zum Ziel“ (siehe Seite 188) haben Sie Ihren Weg in grobe Etappen eingeteilt. Bitte tragen Sie auf der folgenden Doppelseite, mit genügend Abstand dazwischen, diese Wegetappen ein. Entlang des Weges tragen Sie in vier große Kreise die Schätze ein, die Sie in den letzten Kapiteln (wieder)entdeckt und sich ins Bewusstsein geholt haben. Schreiben Sie in einen Kreis, welche Fähigkeiten und Ressourcen Ihnen Sicherheit geben.

Schreiben Sie den nächsten, was Ihre Akkus auffüllt.

In den dritten Kreis schreiben Sie bitte die Namen der Menschen, die Ihnen guttun.

So haben Sie Ihren Weg vor Augen und alles, was Sie dabei unterstützen kann.

VERTRAG MIT MIR SELBST

Manchmal haben wir große und ehrenwerte Vorsätze, doch im Trubel des Alltags gehen Sie unter. Eine Hilfe kann sein, einen Vertrag mit sich selbst aufzusetzen, oder, wenn Sie mögen, eine Zielvereinbarung. Vielleicht sogar mit einem vereinbarten Bonus, wenn Sie diese erreichen.

Bitte verfassen Sie auf der folgenden Seite einen solchen Vertrag und halten Sie fest, was Sie sich vornehmen, zum Beispiel freundlich mit sich umzugehen, sich den nötigen Respekt entgegenzubringen, mehr Bewegung/Entspannung oder bessere Ernährung in Ihren Alltag einzubauen, mehr Schlaf, zu Ihren Bedürfnissen stehen, öfter Ja zu sich und Nein zu anderen zu sagen, weniger perfektionistisch zu sein ... oder was immer Sie im Laufe der Arbeit mit diesem Buch für sich herausgefunden haben.

Ich, ______________________________, werde im kommenden Jahr

Nach drei, sechs und neun Monaten prüfe ich, wie es um meine

Ziele bestellt ist, und zwar am ______________________________

Wenn ich mein Ziel bis zum __________ zu 75 Prozent erreicht

habe, gönne ich mir dafür ______________________________

Wenn ich mein Ziel zu mehr als 75 Prozent erreicht habe, schenke

ich mir ______________________________

Ich verpflichte mich, auch dann freundlich und wohlwollend mit mir umzugehen, wenn ich meine Ziele nicht oder kaum erreicht habe. In diesem Fall werde ich die Ziele überprüfen und mir gegebenenfalls Hilfe suchen.

______________________________ ______________________________

Ort/Datum Unterschrift

Vielleicht möchten Sie sich den Vertrag kopieren und an den Kühlschrank hängen oder in Ihre Schreibtischschublade legen. Tragen Sie sich bitte auf jeden Fall die Termine zur Überprüfung in Ihren Kalender ein, um sich immer wieder einmal auf Kurs zu bringen. Eine meiner Klientinnen bat mich, ihren Vertrag als Zeugin zu unterschreiben. Wenn das für Sie eine gute Variante ist, suchen auch Sie sich einen Zeugen.

Und nun kommen wir zum Equipment.

Was ich Ihnen auf alle Fälle für Ihren Rucksack empfehlen möchte, sind zwei Dinge, die Sie bereits kennen, und zwar die *3 Blessings* und die Metta-Meditation (siehe Seite 33 und 70). Beides wird Ihnen helfen, zu einer guten Grundstimmung zu finden, und die ist der beste Proviant für Ihren Weg.

Im Folgenden stelle ich Ihnen - gegliedert nach Einsatzbereichen - ein paar Übungen vor, die aus meiner Erfahrung auf Ihrem Weg hilfreich sein können. Bitte entscheiden Sie selbst, was davon Sie gebrauchen können und was nicht.

ERFOLGE/ERREICHTES SICHTBAR MACHEN

Es ist wichtig für Ihren Selbstwert, aber auch ein wesentlicher Faktor für Ihre Motivation auf dem Weg: Machen Sie – für sich selbst – sichtbar, was Sie bereits geschafft und erreicht haben, worauf Sie stolz sein können.

Ich habe zu diesem Zweck für meinen Klientinnen und Klienten zwei Tools entwickelt, die man unterschiedlich einsetzen kann.

1. Das Stolz-Büchlein

Das Stolz-Büchlein habe ich vom Dankbarkeits-Tagebuch abgeleitet und funktioniert so:

Nehmen Sie ein besonders schönes kleines Büchlein, legen Sie es auf den Nachttisch und schreiben Sie jeden Abend auf, was Sie an diesem Tag gut gemacht haben, was Sie geschafft haben, was Ihnen gelungen ist oder worauf Sie stolz sind. Es können kleine und große Dinge sein, zum Beispiel: heute habe ich eine Metta-Meditation gemacht, meinen inneren Kritiker erfolgreich in die Schranken gewiesen, endlich das aufgeschobene Telefonat erledigt, einen wesentlichen Schritt in einem Projekt geschafft etc.

Lassen Sie es wachsen, Ihr Stolz-Büchlein, und werden Sie mit der Zeit immer stolzer auf sich. In Coachingprozessen arbeite ich sehr erfolgreich damit. Meine Klienten legen gleich am Anfang eins an und halten darin Ihre Fortschritte im Coaching und auch die sonstigen fest.

2. Die "To-do-and-have-done-Liste"

Ich gebe zu, der Name ist etwas sperrig und umständlich, aber er trifft den Nagel auf den Kopf.

To-do-Listen sind super, um Dinge aus dem Kopf zu bekommen und auf Papier festzuhalten. Sie haben aber auch einen Nachteil: Wir halten ständig fest, was zu tun ist, und dann löschen wir im schlimmsten Fall das Erledigte von einer elektronischen Liste oder streichen es im besseren Fall analog durch. Wir machen uns bewusst, was alles zu tun ist (viel!) und nicht, was wir alles erledigt haben. Das wäre aber wichtig. Denn wenn wir uns bewusst machen, was wir geschafft haben, schüttet unser Gehirn Glückshormone aus, wir werden zufrieden und auch unser Selbstwert steigt.

Ich schlage daher vor: Führen Sie Ihre Listen händisch und streichen Sie das Erledigte so durch, dass es noch sichtbar ist, oder haken Sie es ab. Noch besser, führen Sie die Liste mit Post-its und kleben Sie jene, die Sie erledigt haben, nach unten, und lassen Sie sie noch ein paar Tage dort. Ein Beispiel, wie das aussehen kann, und weitere Varianten der To-do-and-have-done-Liste finden Sie auf meinem Blog (evaprokop.de/blog im Artikel „Sehen Sie eigentlich, was Sie alles leisten?").

KRAFT TANKEN

Auf einem Weg wie dem Ihren muss man immer wieder Kraft tanken. Das A und O sind regelmäßige Pausen und ganz gezieltes Akku-Aufladen zwischendurch.

1. Feste Kraftquellen im Alltag

Legen Sie kleine und größere Auszeiten in Ihrem Alltag beziehungsweise Terminkalender fest. Machen Sie die kleine

Bewegungs- oder Meditationseinheit nach dem Aufstehen, vor dem Zubettgehen, in der Mittagspause zum unverrückbaren Bestandteil Ihres Tages. Lassen Sie diese Einheit zu einer Gewohnheit werden, indem Sie ganz klein und barrierefrei anfangen.

Überlegen Sie sich jedes Wochenende mindestens zwei Dinge, um sich diese Woche etwas Gutes zu tun: eine Unternehmung, ein Treffen, Zeit für Sie allein mit einem Buch oder in der Natur, etwas, das Ihre Akkus füllt. Schreiben Sie sich diese Termine in Ihren Kalender, damit sie nicht im Alltag untergehen.

2. Pausen-Reminder

Suchen Sie sich ein Symbol, das Sie mit Ihrem Ziel verbinden. Das kann zum Beispiel ein Herz für mehr Selbstliebe sein, eine Feder für mehr Leichtigkeit oder ein anderer Gegenstand, mit dem Sie etwas verbinden.

Legen Sie diesen Gegenstand an einen Platz, an dem sie ihn regelmäßig sehen, zum Beispiel auf Ihren Schreibtisch.

Wenn Ihr Blick darauf fällt, machen Sie einen Check: Wann haben Sie zuletzt eine Pause gemacht? Wie fühlt sich Ihr Körper an? Sind Ihre Schultern entspannt oder verkrampft? Ist Ihr Kiefer entspannt oder beißen Sie die Zähne zusammen? Und dann ergreifen Sie entsprechenden Maßnahmen: machen eine Kaffeepause, stehen vom Schreibtisch auf, machen ein paar Dehnübungen oder Grimassen.

3. Schnell Kraft tanken

Manchmal merken wir erst zu spät, wenn wir über unsere Grenzen gegangen sind. Dann, wenn sich unser Körper meldet, oder wenn wir uns plötzlich völlig saft- und kraftlos fühlen, so als wäre der Stecker gezogen worden.

In so einem Moment muss ein bisschen mehr her als eine Dehnübung. Möglicherweise ist es dann gut, sich erst mal wieder bewusst zu spüren (siehe Seite 228), um zu sehen, was Sie gerade brauchen. Das Nicht-Spüren ist nämlich oft mit verantwortlich für das Über-die-Grenzen-gehen. Passende Übungen dazu finden Sie weiter unten.

Eine Übung, um schnell Energie zu tanken, ist die Sonnenenergiedusche. Ich habe Sie von einer Übung abgeleitet, die ich bei meiner Waldbaden-Ausbildung kennengelernt habe. Doch man kann die Übung ganz wunderbar im Garten, auf dem Balkon oder am offenen Fenster, also auch im Büro, machen. Sie ist übrigens ein super Mittel, um die Augen zu entspannen, wenn man zu lange am PC gesessen hat. Das Einzige, was Sie brauchen, ist Sonne.

Stellen Sie sich schulterbreit hin, wenden Sie Ihr Gesicht der Sonne zu und schließen Sie die Augen. Spüren Sie die Sonne auf Ihrem Gesicht. Auf Ihrer Stirn, auf Ihren Lidern, auf Ihren Wangen, Ihrer Nase, Ihren Lippen und Ihrem Kinn. Wie nehmen Sie das Licht hinter Ihren geschlossenen Lidern wahr? Bleiben Sie etwa eine Minute so stehen, lassen Sie den Atem fließen.

Dann reiben Sie bitte fest Ihre Handflächen aneinander, sodass Sie ganz warm werden, und legen dann die Hände gewölbt über Ihre geschlossenen Augen. Achten Sie darauf, was mit dem Licht passiert.

Drehen Sie sich dann in dieser Position langsam um und drehen den Rücken der Sonne zu. Spüren Sie, wie unter Ihren Händen die Wärme und das Licht gespeichert ist. Genießen Sie die Sonnenenergie und nehmen Sie sie mit in den Alltag.

Lösen Sie die Übung langsam auf, indem Sie die Hände senken und die Augen öffnen. Recken und strecken Sie sich, atmen Sie tief ein und aus und gehen Sie erholt und sonnenenergiegestärkt wieder an die Arbeit.

Eine weitere Mini-Übung, die Sie überall zwischendurch praktizieren können, ist die folgende, die ich die Zurück-zu-dir-Übung nennen würde:

Stellen Sie sich schulterbreit hin, spüren Sie, wie Ihre Füße fest mit dem Boden verbunden sind, schließen Sie für einen kurzen Moment die Augen und atmen Sie tief ein und aus.

Heben Sie Ihre Arme seitlich zu einem Kreis, sodass sich die Handflächen über Ihrem Kopf treffen, nehmen Sie dabei einen tiefen Einatmen-Zug und sprechen Sie laut oder gedanklich den Satz: „Ich nehme mir meinen Raum." Während Sie lang und langsam ausatmen, senken Sie die Arme mit den geschlossenen Händen vor Ihrer Brust ab und schenken sich danach eine Umarmung, indem Sie Ihre Arme vor der

Brust kreuzen und Ihre Schultern ergreifen. Zu diesen Bewegungen sagen Sie nacheinander die Sätze: „Ich bleibe in meiner Mitte" und „Ich beschütze mich." Bitte wiederholen Sie alles dreimal. Danach nehmen Sie einen tiefen Atemzug und gehen frisch gestärkt wieder an die Arbeit.

Beide Übungen finden Sie als Audiodateien zum Download unter www.burnout-fuer-fortgeschrittene.de

4. Ihr geheimer Ort

Vielleicht sind Ihnen in Ihrer Therapie oder in der Klinik bereits Fantasiereisen begegnet. Es geht dabei darum, einen Ort in Ihrer Vorstellung zu kreieren, an dem Sie sicher, geborgen und geschützt sind. An diesem Ort kann Ihnen niemand schaden, niemand will etwas von Ihnen, hier dürfen Sie einfach nur sein.

In einer Situation der Überforderung können Sie sich an diesen Ort zurückziehen, um dort Kraft zu tanken.

Wenn Sie eine solche Übung noch nie gemacht haben, leite ich Sie im Folgenden an, sich Ihren Ort zu schaffen. Besonders in diesem Fall lade ich Sie ein, sich von mir führen zu lassen bei dieser Übung. Suchen Sie sich einen ruhigen bequemen Platz, schließen Sie die Augen und lauschen Sie der Audiodatei, die Sie unter www.burnout-fuer-fortgeschrittene.de finden.

Der Platz kann ein Garten sein, ein Raum, eine Kuppel, ein Strand, eine Insel, ein Felsen, eine Höhle, eine Lichtung, das ist ganz und gar Ihrer Vorstellung überlassen. Nehmen Sie das, was Ihnen bei der Anleitung spontan in den Sinn kommt, und stellen Sie sich den von Ihnen gewählten Platz vor Ihrem geistigen Auge vor.

Wie sieht es dort aus? Malen Sie es sich ganz genau aus: Wie ist die Beschaffenheit des Bodens (Gras, Sand, Holz etc.)? Hat der Ort eine natürliche oder künstliche Begrenzung? Was gibt es dort für Pflanzen oder Gegenstände? Welche Farben sehen Sie dort? Gibt es eine vorherrschende Farbe?

Was hören Sie an diesem Ort? Und wie riecht es dort?

Wo halten Sie sich dort auf? Liegen, sitzen oder stehen Sie an einem bestimmten Platz? Wie fühlt sich Ihr Körper an?

Stellen Sie sich all das ganz intensiv vor. Wenn Sie diese Vorstellung einüben, dann können Sie sie ganz leicht abrufen und sich gedanklich an diesen inneren Ort flüchten, wenn Ihnen gerade in der Außenwelt alles zu viel wird, und Sie können dort Kraft tanken.

RAUS AUS DEM HAMSTERRAD, SICH SPÜREN UND ERDEN

Wenn wir zu sehr ins Funktionieren geraten, wenn wir nicht mehr selbstbestimmt entscheiden, sondern nur noch abarbeiten und damit das Hamsterrad am Laufen halten, dann verlieren wir die Bodenhaftung. Wir verlieren den Kontakt zur Erde, die uns trägt, und durch die fehlende Erdung spüren wir auch uns selbst nicht mehr.

Oft merkt man das erst, wenn man bereits über die eigenen Grenzen gegangen ist, wenn die Erschöpfung sich breit macht, alles zu viel wird.

Ein wunderbarer Kompass in diesem Zusammenhang ist unser Körper. Wenn wir es übertrieben haben, meldet er sich meist von selbst, wir müssen nur hinhören. Deshalb ist das der wichtigste Punkt:

1. Achtsam auf den Körper hören

Hören Sie auf die Signale Ihres Körpers. Sie kennen ihn inzwischen gut. Sie wissen, welche Warnsignale er Ihnen schickt. Ignorieren Sie sie nicht. Schenken Sie ihnen Ihre volle Aufmerksamkeit. Und wenn Sie etwas spüren, dann handeln Sie entsprechend. Denken Sie immer daran, was Sie auf einem wirklichen Weg machen würden. Würden Sie weitergehen, wenn Ihre Füße brennen und schmerzen und Sie sich schon Blasen gelaufen haben? Auch wenn Sie am nächsten Tag gar nicht mehr weitergehen können? Oder würden Sie eine Pause machen, Ihre Füße pflegen und erholt einen neuen Anlauf nehmen? Handeln Sie einfach nach Ihrem gesunden Menschenverstand.

Außerdem ist es wichtig, ins Spüren zu kommen, um zu merken, was wir brauchen.

2. Ihr Anker

Hier kommt ein Werkzeug, das mir persönlich nach meinem Burn-out sehr geholfen hat.

Die Hektik und die Dichte der Stadt München waren für mich damals ein großer Stressfaktor. Eine Kraftoase war für mich die Natur. Ich verbrachte, wann immer es ging, ein Wochenende oder ein paar freie Tage im Chiemgau, das inzwischen zu meiner Wahlheimat geworden ist. Die stressigen Arbeitstage in München, die mit viel Programm drum herum verbunden waren, standen mir oft bevor. Ich habe bereits erwähnt, dass Buchen meine Lieblingsbäume sind, sie sind mir Symbol für Vieles und ich habe das Gefühl, sie geben mir Kraft. In den schönen Mischwäldern zwischen Chiemsee und Simssee gibt es viele davon.

Um ein Stück meiner Kraftoase mit in den Alltag zu nehmen, steckte ich jeweils eine Bucheckernkapsel in eine Tasche meiner meistgetragenen Mäntel und Jacken. Immer, wenn ich das Gefühl hatte, Halt zu brauchen, weil ich mich von der vollen U-Bahn überfordert fühlte oder mir die bevorstehende Abendveranstaltung zu viel war, griff ich nach der Bucheckernkapsel, die mich erdete und daran erinnerte, meine Füße zu spüren, tief zu atmen, mir ein Gefühl der Sicherheit und der Vorfreude auf meine Kraftoase gab.

Meine Klienten übernehmen das gerne, mit den unterschiedlichsten Dingen, und so fanden schon Steine, Kastanien, Handschmeichler und Überraschungs-Ei-Figuren und einiges anderes den Weg als Nothelfer in Manteltaschen.

3. Den Körper gezielt spüren

Wenn Sie sprichwörtlich den Boden unter den Füßen verlieren, weil Ihnen alles zu viel ist oder Sie das Gefühl haben, einen Tag, eine Situation nicht mehr durchstehen zu können, müssen Sie sich den Boden zurückholen. Und das geht ganz einfach und wirklich immer und überall, indem Sie sich auf Ihre Fußsohlen konzentrieren und fühlen, wie Sie von der Erde getragen werden. Spüren Sie hin, vertrauen Sie auf dieses Getragensein und lassen Sie Ihren Atem tief werden. Konzentrieren Sie sich bei jedem Einatmen darauf, wie Ihre Füße mit dem Boden in Kontakt sind und verwurzeln Sie sich mit jedem Ausatmen ein bisschen mehr mit der Erde, die Sie trägt.

Diese Übung können Sie jederzeit, auch unterwegs machen, zum Beispiel, wenn Sie gerade an einer Fußgängerampel stehen.

ACHTSAMKEIT IM ALLTAG TRAINIEREN

Ich hatte Ihnen im Kapitel „Selbstvertrauen gewinnen" (siehe Seite 76) bereits ein paar Ideen für Achtsamkeit in Ihrem Alltag gegeben, die Sie nebenbei bei alltäglichen Handlungen einbauen können, zum Beispiel beim Kochen oder beim Wäsche abnehmen.

Im Folgenden möchte ich Ihnen noch zwei weitere Übungen vorstellen, in denen die Achtsamkeit im Zentrum steht und die Sie mit geringem Zeitaufwand in Ihre Pausen einbauen können. Dann müssen Sie sich nicht entscheiden, ob Sie Achtsamkeit praktizieren oder sich einen Spaziergang oder eine Auszeit auf der Couch gönnen, sondern Sie können ganz einfach beides miteinander verbinden beziehungsweise eine kleine Achtsamkeitsetappe in Ihre Pause einbeziehen.

1. Achtsam gehen

Eine gute Übung zur Entschleunigung ist das achtsame Gehen. Letztendlich können Sie das auf jedem Spaziergang einbauen, wo es nicht zu voll ist.

Gehen Sie in Ihrem normalen Tempo los und werden Sie nach ein paar Schritten bewusst langsamer. Rollen Sie die Füße richtig ab und werden Sie immer, immer langsamer, bis Sie wie in Zeitlupe gehen. Achten Sie darauf, wie sich die Wahrnehmung Ihrer Schritte und auch die Ihrer Umgebung verändert. Was sehen Sie in der Langsamkeit, das Sie in Ihrem normalen Tempo nicht gesehen hätten? Und dann werden Sie wieder schneller, ruhig auch mal ganz schnell. Wechseln Sie unterschiedliche Schrittgeschwindigkeiten ab und pendeln Sie sich dann für den Rest Ihres Spaziergangs auf das Tempo ein, das Ihnen am meisten liegt.

2. Wolkenbilder

Die perfekte Übung für einen Schönwettertag. Wenn Sie eine Pause im Liegestuhl auf dem Balkon, auf einer Wiese oder am See machen, schauen Sie mal gen Himmel zu den Wolken hinauf. Können Sie in den Formen etwas erkennen? Ein Tier vielleicht? Achten Sie darauf, wie Sie sich verändern. Nehmen Sie einfach mal wahr, was Sie sehen, und konzentrieren Sie sich darauf. Immer wenn Ihr Gedankenkarussell einsetzt, lenken Sie Ihre Aufmerksamkeit wieder auf die Wolken zurück und schauen, was sie dort sehen.

PERSPEKTIVWECHSEL

Perspektivwechsel sind eine viel praktizierte Imaginations-Übung im Coaching. Heute möchte ich Sie zu einem tatsächlichen Wechsel der Perspektive anregen:

Setzen Sie sich an einen Platz, an dem Sie sich um Ihre eigene Achse drehen können. Es kann in einem Raum oder draußen sein, auf einem Stuhl oder auf dem Boden.

Bitte stellen Sie sich einen Timer auf 90 Sekunden. Und nun bitte ich Sie, 90 Sekunden lang auf das zu schauen, was vor Ihnen in Ihrem Blickfeld ist. Sie können die Augen bewegen, aber bitte nicht den Kopf. Nach anderthalb Minuten, wenn der Timer ertönt, drehen Sie sich um 90 Grad nach rechts und nehmen wieder 90 Sekunden lang alles wahr, was in Ihrem Blickfeld ist. Drehen Sie sich noch weitere zwei Male um 90 Grad nach rechts und nehmen Sie diese Seiten 90 Sekunden lang wahr. Wenn Ihnen 90 Sekunden zu lang sind, beginnen Sie mit kürzeren Intervallen.

Wie war die Übung für Sie? Gerade, wenn Sie sie an einem vertrauten Ort machen, ist die Überraschung oft groß, was man aus einer veränderten Perspektive alles wahrnimmt.

Und nun überlegen Sie mal, wo Sie auch im übertragenen Sinne die Perspektive wechseln könnten. Sind die Dinge, die erledigt werden müssen, dann immer noch so dringend und wichtig? Gibt es, aus einer anderen Perspektive etwas, das Sie weglassen können? Und bringt vielleicht ein Problem oder eine Schwierigkeit aus einer anderen Perspektive betrachtet auch etwas Gutes mit sich?

ZEITMANAGEMENT

Kennen Sie das? Eine Bitte wird an Sie herangetragen, eine E-Mail kommt herein oder ein Anruf, und Sie machen sich gleich daran, es zu erledigen, obwohl sie eigentlich gerade mit etwas ganz anderem beschäftigt waren. Derartige Unterbrechungen von außen sind einer der Hauptfaktoren für Stress. Aber keine Sorge, auch hier haben Sie die Möglichkeit, etwas dagegen zu tun.

1. Prioritäten (neu) setzen

Vielleicht haben Sie schon einmal von der Eisenhower-Matrix gehört. Sie empfiehlt, Tätigkeiten in vier Kategorien nach dem folgenden Schema einzuteilen:

eilig, aber nicht wichtig DELEGIEREN ODER IN EINEM SPEZIELL DAFÜR VORGESEHENEN ZEITFENSTER BEARBEITEN	eilig und wichtig TUN
nicht eilig und nicht wichtig IGNORIEREN ODER DELEGIEREN	nicht eilig, aber wichtig EINPLANEN

E-Mails zum Beispiel werden oft völlig grundlos in den oberen rechten Quadranten gepackt. Dabei sind sie meistens nicht dringend. Das meinen wir nur, weil wir es gewohnt sind, immer schnell zu reagieren. Eine bewährte Herangehensweise für E-Mails ist zum Beispiel, diese zweimal am Tag in einem festen Zeitfenster zu bearbeiten. Zum Beispiel vor oder nach der Mittagspause und am späteren Nachmittag. Morgens ist in der Regel kein guter Zeitpunkt, da dann unsere kostbare Morgenenergie in einer Routinetätigkeit verpufft.

Wenn Sie Ihre Aufgaben nach diesem Prinzip überdenken, wird Ihnen das helfen, sich nicht mit Dingen zu verzetteln, die jetzt gar nicht an der Reihe sind. Sie können sie entsprechend terminieren und zu ihrer Zeit bearbeiten und so die Herrin oder der Herr Ihrer Aufgaben werden und auch hier aus der Fremdbestimmung in die Selbstbestimmung kommen. Das Prinzip, das aus der Arbeitswelt kommt, lässt sich ebenso gut auf das Privatleben anwenden: Ist der Einkauf, der Anruf wichtig oder dringend? Muss ich ihn wirklich heute noch erledigen oder reicht es auch an einem der kommenden Tage, an denen ich ihn besser in meinen Tagesablauf einplanen kann?

2. Work-Life-Balance und Pausenzeiten

Das oben geschilderte Szenario, Dinge sofort zu machen, führt häufig dazu, dass man den eigenen Zeitplan nicht einhalten kann. Das wiederum hat zur Folge, dass man nicht zur angedachten Zeit nach Hause oder in die Pause kommt, und verursacht dann, besonders auf Dauer, unweigerlich Stress. Zum einen, weil Sie sich damit überlasten und über Ihre Grenzen gehen, zum anderen, weil Sie vielleicht mit Anschlussterminen in die Bredouille kommen oder Ihre Familie und Ihr Partner oder Ihre Partnerin genervt sind, weil alle immer auf Sie warten müssen.

Dafür gibt es eine ganz simple Lösung: den Nach-Hause-Geh-Wecker und den Pausen-Wecker. Stellen Sie sich, beispielsweise auf Ihrem Handy, zwei unterschiedliche Signaltöne ein. Den einen Wecker nennen Sie „Pausen-Wecker“, den anderen „Nach-Hause-Geh-Wecker“ oder, wie einer meiner

Klienten, einfach „Hoam!“ (bayrisch für „Nach Hause“), oder wie immer es Ihnen beliebt. Und dann stellen Sie den Pausen-Wecker 30 Minuten vor Ihrer geplanten Mittagspause und den für den Nachhauseweg 60 Minuten vor Ihrem geplanten Arbeitsende. So haben Sie die Möglichkeit, jeweils das, was unbedingt noch erledigt werden muss, zu tun, und Sie können sich den Rest auf eine Liste für morgen schreiben. Die Ausrede „Ich habe gar nicht gemerkt, wie die Zeit vergangen ist“ zählt dann nicht mehr. Und bitte vergessen Sie im Zusammenhang mit der To-do-Liste für den nächsten Tag nicht, auch immer die Dinge, die Sie erledigt haben, vor dem Feierabend anzusehen und zu würdigen (siehe Seite 219).

3. Thema Fokus

Unterbrechungen verursachen Stress, denn sie werfen uns in dem, was wir tun, immer ein paar Schritte zurück. Besonders empfänglich beziehungsweise anfällig für Unterbrechungen sind wir, wenn wir nicht fokussiert sind.

Um den Fokus nicht zu verlieren, kann Achtsamkeitstraining helfen. Und es ist ratsam, Ablenkungen von vornherein zu minimieren. Abgesehen von Ausnahmesituationen müssen Sie nicht immer für alle erreichbar sein. Gönnen Sie sich deshalb ungestörte Arbeitsphasen. Schließen Sie in dieser Zeit Ihr E-Mail-Programm und stellen Sie Ihr Telefon leise. Länger als 90 Minuten können wir in der Regel nicht produktiv und konzentriert arbeiten, dann braucht unser Gehirn eine Pause. Vielleicht sind es bei Ihnen gerade nur 45, 60 oder 75 Minuten. Nutzen Sie diese Phasen für ungestörtes Arbeiten und schauen Sie nur zwischen diesen Arbeitsphasen auf Ihr Handy. Sie werden entspannter und zügiger vorankommen und so leichter Ihr Pensum bewältigen.

4. Zeitpuffer

Zeitpuffer sind ein Wundermittel. Es gab eine Zeit, in der war ich ständig in Eile und habe es immer gerade so von einem Termin zum nächsten geschafft. Egal, ob zur U-Bahn, ins Büro, zu einer Verabredung, einem Meeting oder einer Veranstaltung: Ich war eigentlich immer spät dran. Der Grund dafür war, dass ich stets eine zu optimistische Vorstellung hatte, wie lange etwas dauert. Ich habe es immer unterschätzt und daher viel zu knapp geplant. All die Unterbrechungen von außen und Unberechenbarkeiten wie einen Zugausfall habe ich zum Beispiel einfach ignoriert. Inzwischen versuche ich immer und überall Puffer einzubauen. Das ist nicht nur wunderbar entspannend für einzelne Tätigkeiten und Termine, es hat auch noch einen anderen Vorteil: Mit Puffer beziehungsweise bei realistischer Zeitplanung wird man automatisch davon abgehalten, zu viele Dinge in einen Tag zu stopfen.

SPEZIAL-AUSRÜSTUNG

Jetzt haben Sie alles an Grundausrüstung, was ich Ihnen ans Herz legen kann. Ich würde Ihnen empfehlen, sich zusätzlich zu Ihrem imaginären Rucksack auch tatsächlich ein Päckchen zu packen. Nehmen Sie eine Box oder eine Schachtel und tun Sie Ihre Schätze hinein: Fotos von Ihren Lieblingsmenschen, einen Duft, den Sie mögen (zum Beispiel in Form eines ätherischen Öls), vielleicht ein Entspannungsbad, falls Sie gerne baden, Texte, Briefe oder Karten, die Ihnen wichtig sind, ein Bild von einem Ort, den Sie gernhaben, und so weiter. Dinge, die Sie stärken, wenn Sie Stärkung brauchen.

Ein Begleiter, auf den Sie regelmäßig zurückgreifen können, ist dieses Buch. Und damit auch wirklich alles drin ist, was Sie brauchen, gibt es hier noch Platz für Übungen und Tools, die Sie aus Ihrer eigenen Erfahrung kennen, die Ihnen helfen und die hier nicht fehlen sollen.

Meine Spezial-Ausrüstung

Dank

Dieses Buch zu schreiben war für mich eine Herzensangelegenheit. Deshalb bin ich zuallererst schon mal zutiefst dankbar, dass ich es tun konnte. Die Zeit des Schreibens war ein Geschenk für mich.

Ich danke der wundervollen Insel La Gomera, die mir beim Schreiben ein ganz besonderes Zuhause auf Zeit war und mich mit ihren atemberaubenden Ausblicken auf den Ozean, den stimmgewaltigsten Vögeln, die ich bisher kennenlernen durfte (Gelbschnabelsturmtaucher, googeln Sie mal!), und ihrer sagenhaft schönen Landschaft jeden Tag inspiriert hat.

Ich danke Armin Wirth, der sich sofort für das Projekt begeistern konnte, was mich dazu veranlasste, zur umgehenden Umsetzung dem Lockdown auf die schöne Insel zu entfliehen.

Ich danke meiner Lektorin Britta Mümmler, dass sie sich Zeit für mein Manuskript genommen hat. In niemand anderen hätte ich so viel Vertrauen setzen können wie in sie, mit der ich bei dtv so viele Jahre stets erfolgreich und freudvoll zusammengearbeitet habe. Inez Ulrich danke ich für die wertvollen finalen Hinweise und Korrekturen und Franziska Buhl danke ich herzlich für die liebevolle Gestaltung des Buches.

Ich danke meinen Klienten, die ich begleiten und „auf ihren Weg bringen" darf, ganz besonders denjenigen, deren Geschichten hier miteingeflossen sind.

Ich danke meinen wunderbaren Ausbildern Sabine Asgodom und Philipp Streit für ihr so sein, wie sie sind, für ihre Originalität, durch die ich viel mehr gelernt habe als reines Wissen und Können.

Ich danke Dr. med. Franz Pfitzer herzlich für seine Offenheit und Bewusstheit für das wichtige Thema der Nachsorge und für die Ermöglichung unseres Pilotprojekts.

Und nun noch zu ein paar Herzensmenschen:

Ich danke meinen Eltern, die das hier alles leider nicht mehr miterleben, für alles, was sie mir mit und in meinem Leben geschenkt und ermöglicht haben.

Mein ganz besonders großer Dank gilt ein paar Freunden, die mich auf meinem Weg, bei meiner gelebten Veränderung, besonders unterstützt haben, an meiner Seite waren und an mich geglaubt haben: meiner Freundin Francisca, mit der mich drei Jahrzehnte Freundschaft verbinden und die als „Praxis-Patin" meine Selbstständigkeit von Anfang an begleitet hat und mir stets eine geschätzte und geduldige Sparringspartnerin war; meiner lieben Freundin Gisela in

Zürich, die mir stets Mut zugesprochen und mich bestärkt hat und die mit mir, unserem gemeinsamen Motto getreu, klug an dieses Wunder geglaubt hat; und Gabi und Anja, den besten (Zimmer-)Nachbarinnen der Welt, die mir über die AG-Zukunft und die AG-Jetzt zu Freundinnen geworden sind. Als ich den dtv verließ, war ich vor allem in einem Punkt wehmütig: Ich dachte, so großartige Kolleginnen wie die, die ich dort zurücklasse, würde ich nie wieder irgendwo haben. Doch siehe da: Ich hatte mich getäuscht. Danke, mit euch hier zu sein ist eine tägliche Freude!

Hat Ihnen das Buch gefallen?

Vielen Dank, dass Sie mein Buch gelesen haben. Ich hoffe, dass ich Ihnen etwas mitgeben und Sie unterstützen konnte. Wenn es Ihnen gefallen hat, würde ich mich sehr freuen, wenn Sie ihm bei dem Online-Shop eine Bewertung geben, bei dem Sie es bestellt haben. Oder Sie schreiben bei einem Ihrer Lieblings-Buchportale eine Rezension.

Ihre Meinung zu meinem Buch ist mir sehr wichtig und eine kleine Anerkennung für meine Arbeit. Außerdem hilft es mir, neue Leser für meine Bücher zu finden.

Vielen Dank für Ihre Unterstützung!

VERWENDETE LITERATUR

- Biswas-Diener, Robert. *Practicing Positive Psychology Coaching: Assessment, Activities, and Strategies for Success.* Wiley: Hoboken, 2010.
- Cuddy, Amy. TED-Talk: *Your Body Language May Shape Who You Are.* https://www.ted.com/talks/amy_cuddy_your_body_language_may_shape_who_you_are/transcript?language=de#t-224364
- Fredrickson, Barbara. *Die Macht der guten Gefühle. Wie eine positive Haltung Ihr Leben dauerhaft verändert.* Campus: Frankfurt am Main, 2011.
- Fredrickson, Barbara. *Interview mit Seph Fontane Pennock*, positivepsychologynews.com: January 20, 2015 (deutsch von Britta Mümmler).
- Rashid, Tayyab & Seligman, Martin. *Positive Psychotherapy. Clinical Manual.* Oxford University Press: New York, 2018.
- Reinwarth, Alexandra. *Das Leben ist zu kurz für später.* mvg: München, 2018.
- Schneider, Claudia. *Was wir über Bewusstsein wissen sollten.* Kommode Verlag: Zürich, 2021.
- Seligman, Martin & Peterson, Christopher. *Character Strengths and Virtues: A Handbook and Classification.* Oxford University Press: New York, 2004.
- Seligman, Martin. *Der Glücks-Faktor: Warum Optimisten länger leben*. Bastei Verlag: Köln, 2007.

- Seligman, M. *Flourish. Wie Menschen aufblühen. Die Positive Psychologie des gelingenden Lebens.* Kösel: München, 2019.

BUCHEMPFEHLUNGEN

Abgesehen von der zitierten und verwendeten Literatur, finden Sie hier noch ein paar Lesetipps von mir. Ich nehme Sie auf, weil sie den Prozess, den Sie mit diesem Buch durchlaufen, gut ergänzen und Ihnen vielleicht weitere gute Impulse geben können.

- Asgodom, Sabine. *Deine Sehnsucht wird dich führen.* Kösel: München, 2016.
- Bernatzeder, Petra. *Mentale Intelligenz.* Wiley: Weinheim, 2021.
- Lehofer, Michael. *Mit mir sein.* Braumüller: Wien, 2017.
- Peters, Tanja. *Mutmuskeltraining.* dtv: München, 2019.
- Stahl, Stefanie. *Das Kind in dir muss Heimat finden.* Kailash: München, 2015.
- Tischinger, Michael. *Auf die Seele hören.* Herder: Freiburg, 2019.